Dr. med. dent. Andreas Leitner
Prof. Dr. med. Do Thanh Kiem

Wie wär's ohne Migräne?

Dr. med. dent. Andreas Leitner
Prof. Dr. med. Do Thanh Kiem

Wie wär's ohne Migräne?

Ong song – die neue ganzheitliche Therapie für Kopfschmerzpatienten

Mit 44 Abbildungen

HERBIG
Gesundheitsratgeber

Die Ratschläge in diesem Buch sind von Autoren und Verlag sorgfältig geprüft, dennoch kann keine Garantie übernommen werden. Jegliche Haftung der Autoren bzw. des Verlages und seiner Beauftragten für Gesundheitsschäden sowie Personen-, Sach- und Vermögensschäden ist ausgeschlossen.

Besuchen Sie uns im Internet unter
http://www.herbig-verlag.de

Schutzumschlaggestaltung: Wolfgang Heinzel
Lektorat: Désirée Schoen und Gabriele Berding
Grafiken: Detlef Seidensticker, München
Herstellung und Satz: VerlagsService Dr. Helmut Neuberger & Karl Schaumann GmbH, Heimstetten
Gesetzt aus 10,5/13,5 Optima
Druck und Binden: Jos. C. Huber, Garching-Hochbrück
Printed in Germany
ISBN 3-7766-2378-0

Inhalt

Vorwort

von Dr. med. dent. Andreas Leitner

In meiner langjährigen Tätigkeit, zunächst als Zahntechniker, seit 1981 als Zahnarzt habe ich mich mit allen Wissensbereichen beschäftigt, die die Zähne und ihr Umfeld betreffen, insbesondere mit Implantologie, Gnathologie und Parodontologie, um meinen Patienten möglichst effizient helfen zu können. In zahllosen Gesprächen mit Patienten habe ich dabei festgestellt, dass viele Menschen über ihre Zahnschmerzen hinaus an Beschwerden im Kopf-, Nacken- und Rückenbereich leiden, die nicht näher diagnostiziert und somit überhaupt nicht oder nur unzureichend behandelt werden. Seit langem schon suchte ich daher nach Ursachen und Behandlungsmöglichkeiten für diese Probleme.

In zahllosen Gesprächen mit Patienten habe ich festgestellt, dass viele Menschen über ihre Zahnschmerzen hinaus an Beschwerden im Kopf-, Nacken- und Rückenbereich leiden, die nicht näher diagnostiziert werden

Vor 15 Jahren wurde ich mit den oben genannten Beschwerden selbst zum Patienten. Mein Zustand verschlechterte sich in einem solchen Maß, dass ich nicht mehr in der Lage war, einfachste Bewegungen auszuführen, und berufsunfähig zu werden drohte. Besserung war trotz vieler Behandlungen bei Orthopäden und Neurologen nicht in Sicht. Mein Fall galt als aussichtslos. Als ich schon nahe daran war aufzugeben, hörte ich von einem vietnamesischen Arzt, der seit Jahren mit großem Erfolg in Budapest praktizierte. Professor Dr. Do Thanh Kiem hatte eine neue Methode zur Behandlung von Kopf- und Rückenschmerzen entwickelt und in vielen Jahren intensiver Forschung und

Vor 15 Jahren wurde ich mit den oben genannten Beschwerden selbst zum Patienten

Bereits nach wenigen Behandlungen trat Besserung ein, und nach einiger Zeit war ich dank der Methode von Professor Kiem dauerhaft beschwerdefrei

Praxis vervollkommnet. Mit neuer Hoffnung reiste ich nach Budapest und vertraute mich seiner Therapie an. Und das Unglaubliche geschah: Bereits nach wenigen Behandlungen trat Besserung ein, und nach einiger Zeit war ich dank der Methode von Professor Kiem dauerhaft beschwerdefrei. Da sich meine früheren Untersuchungen auf dem Gebiet der Kopf- und Nackenschmerzen mit dem Ansatz von Professor Dr. Do Thanh Kiem deckten und diese ergänzten, lag es nahe, dass ich sein erster Schüler und Partner in Europa wurde. In den zehn Jahren, in denen ich diese Therapie seitdem anwende, konnte ich zahlreichen Menschen, die als nicht weiter therapierbare Fälle galten, helfen und ihnen wieder ein lebenswertes Leben ermöglichen. Wenn ich nun mit diesem Buch an die Öffentlichkeit trete, ist es mir ein Anliegen, möglichst vielen Patienten dabei zu helfen, durch richtige Diagnose, adäquate Behandlung und vor allem durch eigenes Vorbeugen, das jeder leisten kann, dauerhaft zu Schmerzfreiheit und uneingeschränkter Beweglichkeit zurückzufinden.

Mein Anliegen: möglichst vielen Patienten dabei zu helfen, dauerhaft zu Schmerzfreiheit und uneingeschränkter Beweglichkeit zurückzufinden

Übrigens: Sollte der seltene Fall auftreten, dass Sie dieses Buch in der Hand halten, weil Ihr Partner, Freund, Mitarbeiter usw. an starken, lang dauernden Kopfschmerzen, sogar an Migräne leidet, und Sie selber derartige Beschwerden noch nie hatten, dann kann ich Ihnen – um zu erfahren, worum es in diesem Buch geht – einige Ratschläge geben, damit Sie zumindest ansatzweise einmal erleben, was ein Kopfschmerz- oder Migränepatient durchmacht. Sie sollten wirklich einmal versuchen,

- möglichst verschiedene alkoholische Getränke durcheinander zu trinken;
- wenn Sie kein Raucher sind, sich sechs bis acht Zi-

garetten nacheinander anzuzünden und ohne lange Pausen tief in die Lunge zu inhalieren;
- einen etwa 4 cm langen Streifen Nitroglyzerinsalbe auf der Brust in der Herzgegend einzumassieren.

Dann, lieber Leser und Tester, werden Sie für kurze Zeit erleben, was andere Schmerzpatienten tage- bzw. jahrelang ohne Aussicht auf Heilung durchmachen müssen. Auf keinen Fall sollten Sie alle meine »Ratschläge« auf einmal probieren. Denn sonst machen Sie eine Reise zur Hölle und zurück.
Diese Vorschläge wären auch allen Medizinern zu empfehlen, damit sie ihren Patienten etwas mehr Aufmerksamkeit schenken, die mit diesen Symptomen ärztliche Hilfe suchen. Bitte nicht lachen, ich meine es wirklich ernst!

Ohne meinen verehrten Lehrer und Freund Prof. Dr. med. Do Thanh Kiem wäre dieses Buch nicht entstanden

Ohne meinen verehrten Lehrer und Freund Prof. Dr. med. Do Thanh Kiem wäre dieses Buch nicht entstanden. Er hat mit der Ong-song-Therapie nicht nur meine eigenen großen Probleme mit Kopf- und Rückenschmerzen behoben (s. oben), er hat mit seiner Unterweisung auch meine eigenen Bemühungen um Schmerzpatienten wesentlich gefördert. Als sein Partner konnte ich bereits vor sieben Jahren am Zustandekommen und der Veröffentlichung seines Buches »Schmerzfrei durch Ong song« mitwirken. Das vorliegende Buch basiert auf unserer engen Zusammenarbeit und auf unserem laufenden Erfahrungsaustausch. Ergänzt und erweitert durch eigene Erfahrungen und Einsichten, möchte es ein aktueller, leicht verständlicher und wertvoller Ratgeber sein, was man tun sollte, um ein Leben möglichst frei von Kopf- und Rückenschmerzen führen zu können.

Für die ansprechende Gestaltung des Buches danke ich dem Verlag.

Dr. med. dent. Andreas Leitner
München im Januar 2004

1 Kopf- und Rückenschmerzen im Überblick

Kopf- und Rückenschmerzen sind zu einem echten Volksleiden geworden und es gibt fast niemanden, der davon sein Leben lang verschont bleibt. Umso bedauerlicher ist es, dass die Schulmedizin in der Mehrzahl der Fälle die Ursache für die Beschwerden nicht findet und somit nur eine symptomatische Behandlung bieten kann.

Kopf- und Rückenschmerzen sind zu einem echten Volksleiden geworden

Die übliche Odyssee von Arzt zu Arzt

Sie kennen das: Man hat schwere Kopf- oder Rückenschmerzen oder gar beides und geht nacheinander zum praktischen Arzt, zum Internisten, zum Orthopäden, zum Neurologen und schildert die Schmerzen. Wetten, dass Sie jeweils verschiedene Arzneimittel verschrieben bekommen! Unwahrscheinlich, dass Sie keine Spritzen bekommen und Ihnen kein Medikament verschrieben wird. Daraus können Sie schließen, dass es *das* Medikament gegen Kopf- bzw. Rückenschmerz überhaupt nicht gibt. Das gilt insbesondere für die schlimmste Art von Kopfschmerzen, die Migräne. Wenn Sie sich schon einmal die Frage gestellt haben, warum fast jeder Arztbesuch mit einer Verschreibung verbunden ist, sind Sie bereits auf dem richtigen Weg zu einem mündigen Patienten. Und wie Sie sicher

Das** **Medikament gegen Kopf- bzw. Rückenschmerz gibt es überhaupt nicht

bereits richtig vermuten, habe ich eine gute Nachricht für Sie: Nicht jeder Schmerz muss medikamentös behandelt werden. Dies gilt insbesondere bei Kopf- und Rückenschmerzen.

Manchmal sind Schmerzen objektiv nicht nachweisbar

Ein Problem bei bestimmten Kopf- und Rückenschmerzen ist, dass die subjektiven Schmerzen objektiv nicht nachweisbar und mögliche Ursachen häufig nicht messbar und durch bildgebende Verfahren wie z. B. Röntgen, Magnetresonanz- oder Computertomografie nicht darstellbar sind, sodass der Arzt vor einem scheinbaren Nichts steht, der Patient aber leidet. Das macht die Sache für beide Seiten nicht gerade leicht. Obwohl die Angabe der Schmerzen ein wichtiger Wegweiser für den behandelnden Arzt ist, um den Ursachen auf die Spur zu kommen und sie alsdann zu behandeln, hilft ihm das bei Kopf- und Rückenschmerzen oft nicht weiter. Das gilt auch bei den Migränefällen, bei denen dem Arzt ein sauber geführtes Schmerztagebuch vorgelegt wird. Können aber keine eindeutigen Ursachen diagnostiziert werden, neigen manche Ärzte dazu, dem Patienten keinen rechten Glauben zu schenken und ihn für einen Hypochonder oder Simulanten zu halten.

Kopfschmerzpatienten werden manchmal für Hypochonder oder Simulanten gehalten

Bei manchen Kopf- und Rückenschmerzen scheint es jedoch wie mit der Liebe zu sein: Man kann sie wissenschaftlich nicht nachweisen, aber jeder weiß, dass sie existiert. So wird der Patient schließlich nach jeweils einer erfolglosen Therapiephase von Arzt zu Arzt weiter geleitet: Dies soll die Krankengeschichte einer Migränepatientin exemplarisch verdeutlichen.

Eine junge Frau von etwa 30 Jahren kam mit Rückenproblemen in meine Sprechstunde. Bei der Anamnese und Untersuchung stellte sich heraus, dass die Kopf- und Halsregion völlig verspannt war. Sie sagte zu dieser Fest-

Fallgeschichte: Migräne und akute Rückenschmerzen

stellung, damit wolle sie mich nicht behelligen, da die Migräne, die sie seit fünf Jahren habe, von ausgewiesenen Migränespezialisten als austherapiert und nicht weiter behandelbar eingestuft worden sei; demzufolge müsse sie damit leider leben. So wolle sie nur wegen ihrer akuten Rückenschmerzen behandelt werden. Damit war meine Neugier geweckt. Die Patientin hatte folgende Krankheitsgeschichte: Vor zehn Jahren waren bereits Schmerzen im Schulter- und Nackenbereich aufgetreten. Es folgte eine Behandlung beim Orthopäden mit chirotherapeutischem Einrenken, Spritzen in den Schulter- und Nackenbereich sowie Massagen. Dadurch trat jedoch keine wesentliche Besserung ein und die Patientin fand sich schließlich damit ab.

Vor fünf Jahren erlitt sie einen schweren Sturz beim Fahren mit Rollerskates mit einer Gehirnerschütterung und Platzwunden am Kinn. In der Folge verschlimmerten sich die anfallsweise auftretenden Kopfschmerzen weiter. Erneut folgte eine Odyssee von Arzt zu Arzt. Nacheinander wurde vermutet, es könnte von den Zähnen, von der Pille, auch wegen einer falschen Brillenstärke von den Augen kommen.

Daraufhin ließ die Patientin einen Ganzkörper-Check durchführen, ging zum Zahnarzt, zum Frauenarzt und zum Augenarzt, jeweils ohne Erfolg. Nach drei Jahren war das vorläufige Ende der Ärztewanderung ein Neurologe. Mit großen Erwartungen, gewissermaßen als letzte Hoffnung, war sie dort hingegangen. Die Diagnose lautete: Migräne ohne Aura. »Ich bekam Medikamente in die Hand gedrückt und das war's, obwohl ich immer erklärt hatte, dass die Schmerzen in Verbindung mit Verspannungen der Nackenmuskulatur auftreten und irgendwie vom Rücken aufsteigen. Sogar mein Mann hatte die verhärteten Stellen ertasten können.

In acht manuellen Behandlungen von Migräne und Rückenschmerzen befreit

Die Patientin konnte ich nach einer gründlichen Untersuchung im Bereich der gesamten Wirbelsäule nach acht manuellen Behandlungen nicht nur von ihren Rückenschmerzen befreien – das hatte sie ja erhofft –, sondern zu ihrer größten Überraschung und Freude auch von ihrer angeblich nicht weiter behandelbaren Migräne erlösen. Es genügte, die Muskelverspannungen im Bereich der Wirbelsäule mit ihrer aktiven Mitwirkung abzubauen und die minimal verschobene Lage einiger Wirbel zu korrigieren.

Ehe ich unsere angewandte Diagnose- und Therapiemethode und die zugeordneten Übungen im Einzelnen näher vorstelle, möchte ich zur Einführung einen kurzen, vereinfachten Überblick über verschiedene Arten von Kopf- und Rückenschmerzen und über mögliche Auslösefaktoren geben, die in der medizinischen und psychosomatischen Fachliteratur detailliert, aber für den Laien oft schwer verständlich dargestellt sind. Ich bin sicher, dass Sie dabei Ihr persönliches Schmerzproblem an der einen oder anderen Stelle entdecken werden.

Die verschiedenen Arten von Kopf- und Rückenschmerzen

Zwei Arten von Kopfschmerzen

Grundsätzlich unterscheidet man nach der Klassifikation der Internationalen Kopfschmerzgesellschaft *zwei Arten von Kopfschmerzen*:
Erstens die so genannten *primären Kopfschmerzen*. Sie werden als eigenständige Krankheiten aufgefasst, ohne dass man die inneren Ursachen genau kennt. Als *Auslöser* kommt eine Vielzahl von Faktoren infrage, z. B. Stress jeder Art in der Arbeit oder im Privatleben.

Auch der plötzliche Wegfall von üblichem Stress, wie bei einer veränderten Lebensweise am Wochenende, kann schmerzauslösend wirken, ebenso wie falsche Ernährung, ein Übermaß an Alkohol und Nikotin, Wetteränderungen, Lärm, grelles Licht, verrauchte Räume mit wenig Sauerstoff, aber auch Hormonschwankungen im Monatszyklus und manches mehr.

Zweitens die so genannten *sekundären Kopfschmerzen*. Sie werden als deutliche Folge bestimmter Erkrankungen aufgefasst, wie z. B. einer Erkältung, oder einer anatomisch-funktionellen Störung, wie z. B. ein nicht korrigierter Fehler der Augenlinsen, Störungen des Kauapparates, Veränderungen der Wirbelsäule infolge von Stürzen, »falschen Bewegungen« und Fehlhaltungen wie später näher beschrieben.

Sekundäre Kopfschmerzen – als deutliche Folge bestimmter Erkrankungen aufgefasst

Innerhalb der primären und sekundären Kopfschmerzen werden etwa 165 verschiedene Formen unterschieden, deren vollständige Auflistung ich Ihnen an dieser Stelle ersparen möchte. Im Folgenden daher nur eine kleine Aufstellung, in der viele von Ihnen vermutlich ihre Beschwerden wiederfinden werden.

Primäre Kopfschmerzen

Migräne

Die gravierendste Form primärer Kopfschmerzen ist die Migräne. Sie umfasst bis zu 18 Hauptformen und tritt mit oder ohne Aura auf. Als Aura bezeichnet man die Vorphase eines kommenden Migräneanfalls. Dabei kann es zu einer Reihe von Störungen kommen wie z. B. Sehbeeinträchtigungen mit hell leuchtenden »Sternen« oder bunt flimmernden Figuren, die das

Die gravierendste Form primärer Kopfschmerzen ist die Migräne

Gesichtsfeld durchziehen, Sprachstörungen, Kraftlosigkeit, Schwindel, Gleichgewichtsproblemen, Taubheitsgefühl in einer Hälfte des Mundes, mitunter auch in der Zunge, bis zu Lähmungserscheinungen von Fingern, Arm und Bein. Die Aura tritt in etwa 20% der Fälle auf und dauert zwischen zehn und 60 Minuten. Frühsymptome eines Migräneanfalls ohne Aura sind Gähnen, Müdigkeit, Durst, Licht- und Geräuschempfindlichkeit oder Heißhunger nach Süßigkeiten.

Der klassische Migräneanfall dauert zwischen vier und 72 Stunden

Der klassische Migräneanfall dauert zwischen vier und 72 Stunden. Die sehr starken, klopfenden Schmerzen treten halbseitig auf und verstärken sich durch körperliche Aktivität. Begleitende Symptome sind Übelkeit, Erbrechen und Appetitlosigkeit sowie Geräusch- und Lichtempfindlichkeit. Die Patienten fühlen sich dementsprechend schlecht und sind oft nicht einmal in der Lage, einfache Arbeiten auszuführen. Den meisten bleibt nichts anderes übrig, als sich in ein dunkles Zimmer zu legen und zu warten, bis die eingenommenen Medikamente die ersehnte Erleichterung bringen.

Wodurch ein Migräneanfall ausgelöst wird, ist in der Regel nicht eindeutig nachzuvollziehen

Wodurch ein Migräneanfall ausgelöst wird, ist in der Regel nicht eindeutig nachzuvollziehen. In 20% der Fälle kann man vermuten, dass gewisse Nahrungsmittel, wie z. B. Käse, Rotwein, Schokolade, andererseits unregelmäßige Essenszeiten, zu wenig oder zu viel Schlaf, Reisen, Wetter- und hormonelle Einflüsse (z. B. Menstruation, Schwangerschaft) eine Rolle spielen. Auf jeden Fall muss einiges zusammentreffen, damit es zu einem Anfall kommt. Diskutiert wird gegenwärtig auch eine genetische, d. h. erbliche Disposition zur Migräne. Nach den inneren physiologischen Ursachen wird intensiv geforscht.

Medikamentös stehen dem Arzt vielfältige Behandlungsmöglichkeiten offen. Gegenwärtig werden die so genannten Ergotamine und Triptane als wirksame Hilfe betrachtet, obwohl damit die Ursachen nicht wirklich behandelt werden. Auch ein Bakteriengift, das so genannte Botulinus-Toxin, dessen Wirkung durch Zufall für die Schönheitschirurgie entdeckt wurde, wird als Medikament diskutiert. Betablocker und Magnesium werden mitunter zur Vorbeugung verordnet.

Spannungskopfschmerz

Dies ist eine der häufigsten Kopfschmerzarten. Allein in Deutschland sind etwa 25 Millionen Menschen davon betroffen. Er wird als beidseitiger, dumpfer, ziehender, haubenförmiger Schmerz im Bereich des ganzen Kopfes empfunden, der im Laufe des Tages zunehmen und auch mit Schwindel und Übelkeit verbunden sein kann. Oft ist er von schmerzhaften Verhärtungen der Nacken-, Hals- und Kaumuskulatur begleitet.

Spannungskopfschmerz – allein in Deutschland sind etwa 25 Millionen Menschen davon betroffen

Als Auslöser werden neben den schon genannten Faktoren Fehlhaltungen am Arbeitsplatz und zu wenig Bewegung in Betracht gezogen. Auch in der Schulmedizin wird davon ausgegangen, dass er seinen Ursprung in den Muskeln und Bändern im Bereich des Kopfes und Nackens sowie der Schultern und der Brustwirbelsäule hat. Als innere Ursache wird eine Funktionsstörung des Schmerzzentrums im Gehirn, ähnlich wie bei der Migräne, angegeben. Die – oft jahrzehntelang – immer wiederkehrenden Schmerzen lassen nicht selten einen depressiven Gemütszustand aufkommen. Daher erfolgt die Behandlung üblicherweise mit Schmerzmitteln ähnlich wie bei Migräne, wird aber oft mit Antidepressiva kombiniert. Empfohlen werden darüber hinaus Muskelentspannung nach Jacobson, Stressbewältigungstraining und Ausdauersportarten.

Die – oft jahrzehntelang – immer wiederkehrenden Schmerzen lassen nicht selten einen depressiven Gemütszustand aufkommen

Cluster-Kopfschmerz

Charakteristisch ist der scharf stechende Schmerz wie von einer glühenden Nadel hinter einem Auge

Nur etwa 2% der Kopfschmerzpatienten leiden an dieser ebenfalls äußerst unangenehmen Form. Betroffen sind vor allem Männer. Charakteristisch ist der scharf stechende Schmerz wie von einer glühenden Nadel hinter einem Auge. Auslösefaktoren sind starkes, gebündeltes Licht oder Flackerlicht wie im Kino und vor dem Fernsehgerät oder der Lichteinfall beim Aufwachen. Innerhalb weniger Minuten kann es zu schlimmen Attacken kommen. Die Anfälle dauern etwa 50 Minuten, können aber mehrfach am Tag auftreten. Dabei sind die Augen gerötet und tränen, die Pupille zieht sich zusammen, das Oberlid ist geschwollen und hängt herab, eine Hälfte der Nase ist zu. Der Schmerz kann sich in die Schläfe, in den Unterkiefer, sogar bis ins Zahnfleisch ausbreiten. Zur Linderung wird neuerdings unter ärztlicher Aufsicht Sauerstoff in gezielter Dosierung gegeben.

Kopfschmerzen bei Kindern

Primäre Kopfschmerzen bei Kindern werden häufig nicht ernst genug genommen

Die bis jetzt aufgelisteten primären Kopfschmerzen kommen nicht selten auch bei Kindern vor, werden da aber häufig nicht ernst genug genommen, weil man fälschlicherweise vermutet, die Kinder simulierten oder wollten sich wichtig machen. Die Diagnose etwa einer Kindermigräne ist für den Arzt tatsächlich noch schwieriger als beim Erwachsenen, da sie nur auf den Angaben des Kindes bzw. seiner Eltern beruht. Zwischen den Anfällen ist das Kind unauffällig. Im Unterschied zur Migräne bei Erwachsenen dauert sie bei Kindern nur etwa eine bis vier Stunden: Häufig kommt es zu Übelkeit und Magenschmerzen. In Fachkreisen wird u. a. als auslösende Ursache der kindlichen Migräne die Informationsflut, z. B. durch Schule, Fernsehen und eine

Fülle von Freizeitaktivitäten, diskutiert. Andererseits lehrt die Erfahrung, dass Kinder spielend zwei verschiedene Sprachen auf einmal lernen können, ohne davon überfordert zu sein. Kommt das Gehirn aber durch ständige Überreizung nicht zur Ruhe, kann ein Migräneanfall als Folge auftreten. Die Therapie bevorzugt hier tendenziell zunächst die nichtmedikamentösen Methoden. Dazu gehören einfache Dinge wie viel Bewegung an frischer Luft, regelmäßige Essens- und Schlafenszeiten. Ebenso werden Entspannungstechniken und gegebenenfalls ein Verhaltenstraining empfohlen. Reizüberflutung, Stress und Leistungsdruck gilt es begleitend zu mildern.

Die Therapie bevorzugt hier tendenziell zunächst die nichtmedikamentösen Methoden

Sekundäre Kopfschmerzen

Da man bei diesen Kopfschmerzen aufgrund spezifischer Symptome besser auf bestimmte Ursachen schließen kann, nennt man sie auch symptomatische Kopfschmerzen.

Von den Augen ausgehende Kopfschmerzen

Ihre Ursache ist sozusagen ein »technisches« Problem, nämlich ein Brechungsfehler der Augenlinse, welche durch vermehrte Augenmuskeltätigkeit zu Übermüdung und Dauerkorrektion neigt. Man reibt sich die Augen, die Konzentration fällt ab, und das Kopfweh ist da. Hier kann der Augenarzt und Optiker abhelfen. Gravierender ist der so genannte Glaukom-Anfall: Plötzlich einsetzender, heftiger Schmerz, der von einem Auge ausgeht. Er kann durch eine Erhöhung des Augeninnendrucks bedingt sein, wenn das Kammerwasser nicht abfließen kann. Leichter Druck mit dem

Von den Augen ausgehende Kopfschmerzen – ihre Ursache ist sozusagen ein »technisches« Problem

Finger bei geschlossenen Augen auf den Augapfel ist bereits schmerzhaft. Wenn dies der Fall ist, gilt es nicht lange zu überlegen, sondern sofort zum Arzt zu gehen. Jegliche Art von Selbstmedikation ist in höchstem Maße gefährlich, denn das Glaukom – auch grüner Star genannt – ist die häufigste Ursache für Erblindung ab dem 40. Lebensjahr.

Kopf- und Gliederschmerzen bei Erkältung

Eine Erkältung macht sich zunächst durch Unwohlsein, Halskratzen, leichtes Frieren, evtl. Schluckbeschwerden, ein paar Tage später durch Gliederschmerzen mit Husten und Schnupfen und nicht zuletzt durch Kopfschmerzen bemerkbar. Eine typische Erkältung wird durch Viren ausgelöst. Daraufhin setzt das Immunsystem mit seinen Abwehrmaßnahmen ein, um mit den Eindringlingen selbst fertig zu werden. Lediglich die einzelnen dabei auftretenden Symptome können mit Medikamenten gelindert werden.

Nahrungsmittelbedingte Kopfschmerzen

Bestimmte Nahrungsmittelzusätze, besonders Konservierungsstoffe, können Kopfschmerzen auslösen

Es ist allgemein bekanntes, aber doch nicht weit genug verbreitetes Wissen, dass bestimmte Nahrungsmittelzusätze, besonders Konservierungsstoffe, Kopfschmerzen auslösen können, z. B. das bestimmten Gerichten als Geschmacksverstärker zugesetzte Natriumglutamat oder das in manchen Fleisch- und Wurstwaren enthaltene Nitrit oder Nitrat. Jeder Patient kann die für ihn unverträglichen Nahrungsmittel herausfinden und meiden.

Kopfschmerzen durch Medikamente

Bestimmte Medikamente, auch Salben, wie z. B. Nitroglyzerinsalbe bei Herzproblemen wie Angina pectoris, können bei etwas erhöhter Dosierung innerhalb von fünf Minuten einen starken Kopfschmerz auslösen. Bei richtiger Dosierung treten die Kopfschmerzen kaum auf, und bei regelmäßiger Anwendung bleiben sie in der Regel aus, da sich der Organismus nach kurzer Zeit an das Arzneimittel gewöhnt.

Kopfschmerzen bei Medikamentenmissbrauch

Leider können die teils verordneten, teils frei verkäuflichen Schmerzmittel, welche ursprünglich zur Beseitigung von Kopfschmerzen dienen sollten, selbst zu den so genannten medikamenteninduzierten Kopfschmerzen führen. Dadurch kann ein echter Teufelskreis in Gang gesetzt werden. In solchen Fällen hilft nur eins, nämlich die Mittel radikal abzusetzen, wenn nötig sogar unter stationären Bedingungen in einer Entziehungsklinik.

Schmerzmittel können selbst zu den so genannten medikamenteninduzierten Kopfschmerzen führen

Kopfschmerzen bei Erkrankungen im Bereich von Hals, Nase und Ohren

HNO-Ärzten fällt die Diagnose leicht, wenn die Patienten angeben, dass die Schmerzen beim Bücken nach vorne, beim Husten oder Niesen auftreten. In erster Linie denkt man dabei an eine vereiterte Kiefer-, Stirn- oder Keilbeinhöhle. In diesen Fällen kann man der Ursache des Kopfschmerzes mit Antibiotika, Rotlicht und abschwellenden Sprays oder Tropfen in der Regel gut beikommen.

Eine vereiterte Kiefer-, Stirn- oder Keilbeinhöhle kann Kopfschmerzen auslösen

Arten von Rückenschmerzen

Als Rücken im engeren Sinn bezeichnet man den Bereich der Brustwirbelsäule und des trapezförmigen Rückenmuskels. Da letztlich der Trapezmuskel über den Nacken bis zur Kopfhaltung und Kaumuskulatur wirkt, stehen Kopf- und Rückenschmerzen in enger Verbindung.

Umgangssprachlich wird häufig auch das »Kreuz«, der Bereich der Lendenwirbelsäule und des Kreuzbeins, als Rücken bezeichnet. In der Tat können Störungen auch in diesem Bereich einerseits über den Rücken und Nacken bis in den Kopf, andererseits bis in die Beine ausstrahlen. Dass sie mit der Wirbelsäule zusammenhängen, steht außer Zweifel (s. a. S. 95, Abb. 13).

Chronische Kreuzschmerzen – oft auf eine Differenz der Beinlängen zurückzuführen

Chronische Kreuzschmerzen

Dieses häufige Leiden ist oft auf eine Differenz der Beinlängen und damit auf einen scheinbaren Beckenschiefstand zurückzuführen, der zu beidseitig ungleich entwickelter Lendenmuskulatur und zu Verspannungen führt, die die Wirbelgelenke einseitig belasten. Auch eine seitliche Biegung der Lendenwirbelsäule, eine so genannte Skoliose, kann dafür Ursache sein. Eine lockernde Behandlung wie im oberen Rückenbereich und gezielte Übungen schaffen Linderung, oft sogar Heilung.

Hexenschuss – durch schweres Heben meist in Verbindung mit einer Drehbewegung ausgelöst

»Hexenschuss«

So wird umgangssprachlich ein plötzlich auftretender Rückenschmerz in der Lendenregion bezeichnet, der durch schweres Heben meist in Verbindung mit einer Drehbewegung ausgelöst wird. In der Regel liegt die Ursache in einer akuten leichten Wirbelverschiebung und Muskelverspannung, die zu einer Nervenirritation und einer einseitigen Bewegungseinschränkung und verkrampften Schonhaltung geführt hat. Auch hier kann ohne Spritzen und chirotherapeutischen Eingriff geholfen werden.

»Ischias«

Ischias – Kreuzschmerzen, die über das Gesäß, den Oberschenkel, die Waden bis zum Außenrand des Fußes ziehen können

Das sind umgangssprachlich Kreuzschmerzen, die über das Gesäß, den Oberschenkel, die Waden bis zum Außenrand des Fußes ziehen können. Dieser Weg entspricht dem Verlauf des Ischiasnervs, der im Übergangsbereich Lendenwirbelsäule/Kreuzbein rechts und links aus der Wirbelsäule austritt. In den meisten Fällen wird er dort durch die Vorwölbung oder gar den Vorfall einer Bandscheibe beeinträchtigt. Um die genaue Diagnose stellen zu können, ist hier neben der klinischen Untersuchung ein bildgebendes Verfahren (Röntgen, Computer- oder Magnetresonanztomografie) unerlässlich. Eine Bandscheibenoperation ist allerdings nur in extremen Fällen angezeigt.

Während Schmerzen im oberen Rücken noch im weiteren Aktionsfeld des Zahnarztes liegen, haben wir mit den Beispielen von Schmerzen aus dem unteren Rücken, dem »Kreuz«, diesen Bereich verlassen. Um den Überblick über Kopf- und Rückenschmerzen abzurunden, wenden wir uns im folgenden Kapitel noch Kopfschmerzen zu, die direkt mit dem Aktionsfeld des Zahnarztes zu tun haben.

2 Kopfschmerzen im Aktionsfeld des Zahnarztes

Kopfschmerzarten, die sozusagen im primär zahnärztlichen Aktionsfeld liegen

Aus eigener Erfahrung wissen Sie sicher, wie rasch und intensiv ein Eingriff an den Zähnen im Kopf spürbar ist. So wird leicht nachvollziehbar, dass der Zahnarzt allein aufgrund seiner spezifischen Ausbildung und seiner Arbeit prädestiniert ist für das Verständnis der komplexen Zusammenhänge von Zähnen, Kiefer, Migräne und Kopfschmerz. Ich möchte nun einige Kopfschmerzarten erläutern, die sozusagen im primär zahnärztlichen Aktionsfeld liegen bzw. in solchen, die mit diesem eng zusammenhängen können:

Arten von Beschwerden

Kopf- und Gesichtsschmerzen aufgrund von Zahnerkrankungen

Erkrankungen der Zähne, vor allem eitrige Wurzelabszesse, Zahnfrakturen und Nervenentzündungen durch Karies in der Zahnhöhle, strahlen häufig in die betroffene Kiefer- und Gesichtshälfte aus. Die Ursache kann leicht durch Berührung und durch gezielte Kälte- oder Wärmeeinwirkung lokalisiert werden, da dadurch der Schmerz unmittelbar am Ort der Schädigung verstärkt auslösbar ist.

Aber auch fehlerhafte Passung, gekippte oder herausgewachsene Zähne, zu hohe Füllungen, schlecht angepasste Kronen oder Brücken und Prothesen führen häufig zu Schmerzen im Ober- und Unterkiefer, die in die Schläfe ausstrahlen, obwohl sie von den überbelasteten Kiefergelenken ausgehen. Das Kiefergelenk ist dabei deutlich druckschmerzempfindlich, die Mundöffnung ist teilweise behindert, und der Patient klagt auch oft über Ohr- und Mahlgeräusche. Druckschmerzhafte Kiefergelenke und Kaumuskeln können auch Schwindelgefühle auslösen.

Druckschmerzhafte Kiefergelenke und Kaumuskeln können auch Schwindelgefühle auslösen

Kopfschmerz durch Zähneknirschen und -pressen

Beteiligt ist dabei das gesamte Kauorgan, zu dem neben den Zähnen auch der Zahnhalteapparat im Kieferknochen, das Kiefergelenk, die Kaumuskulatur und die so genannte Hilfsmuskulatur wie Schlund, Zunge sowie wiederum die sehr wichtige Hals- und Nackenmuskulatur gehören. All diese Strukturen sind am Kauakt mit beteiligt. In unbewussten Stresssituationen, vor allem nachts, kommt es bei manchen Menschen zu muskulären Verspannungen, die die Durchblutung dieser Region empfindlich stören können. Durch die Unterversorgung mit Blut wiederum kommt es zu Kopfschmerzen, die in Schläfen und Stirn ausstrahlen. Oft reicht eine vom Zahntechniker angefertigte so genannte Knirschschiene aus, um die Symptome zu lindern.

In unbewussten Stresssituationen, vor allem nachts, kommt es bei manchen Menschen zu muskulären Verspannungen

Kopfschmerzen als Folge verspannter Kiefergelenke

Diese können durch eine Fehlstellung der Zähne sowie durch eine nicht ausbalancierte Stellung von Kopf, Becken und Füßen ausgelöst werden. Die dabei entstehenden Muskelverspannungen können bis zu den Kaumuskeln reichen. Insbesondere beeinflusst eine nach vorne oder nach hinten gebeugte falsche Kopfhaltung auch die Lage des Unterkiefers. Wenn die Kiefergelenkposition aus der nötigen »Ruhelage« gerät, kommt es zu Verspannungen, die wiederum zu Kopfschmerzen führen können.

Gesichtsschmerzen als Folge einer Trigeminusneuralgie

Die Ursache dürfte eine mechanische Irritation der Nervenwurzel im unmittelbaren Bereich ihrer Austrittzone an der Schädelbasis sein. Bei der typischen Trigeminusneuralgie treten blitzartige, Sekunden dauernde, heftigste Schmerzen im Versorgungsgebiet dieses Nerven mit seinen drei Ästen im Gesicht sowie im Ober- und Unterkiefer auf. Durch Berührung bestimmter Zonen im Gesicht, z. B. beim Rasieren sowie beim Kauen, Sprechen, sogar beim Zähneputzen, können die Schmerzattacken ausgelöst werden. Sie können sich mit höchster Schmerzintensität bis zu 100-mal am Tag wiederholen. Wie ein starker Stromstoß oder eine glühende Nadel oder ein Messer schießt der Schmerz regelrecht durch das Gesicht.

Wie ein starker Stromstoß oder eine glühende Nadel oder ein Messer schießt der Schmerz regelrecht durch das Gesicht

Das Ausbreitungsgebiet des Nervus trigeminus, der auch die Blutversorgung des Gehirns beeinflusst, ist von großer Bedeutung für die Migräne. Die unmittelbare Beeinflussung ist hier nicht zu übersehen, da eine Erweiterung bzw. Verengung der Hirnhautgefäße die berüchtigten Migräneattacken auslösen kann.

Kopfschmerzen nach einer Schädel- oder Beschleunigungsverletzung

Nach einer Schädelprellung, Gehirnerschütterung oder einer starken ruckartigen Kopfbeugung, wie sie bei einem Auffahrunfall auftritt, mit und ohne Bewusstlosigkeit, verursacht durch einen Sturz oder ein so genanntes »Schleudertrauma«, können lokalisierte oder diffuse Kopfschmerzen auftreten, häufig zusammen mit neurologischen Ausfällen, Übelkeit, Schwindel, Schluckbeschwerden, Halsschmerzen, sogar Erbrechen und Sehstörungen ähnlich wie bei Migräne. Wenn die Beschwerden jahrelang immer wieder auftreten, können sie zu einer depressiven Erkrankung führen. Die permanente Ursache kann in einer Schädigung der Hals- und Brustwirbelsäule liegen.

Zervikogener Kopfschmerz

Hinter dieser Bezeichnung verbergen sich Kopf- und Nackenschmerzen, die ihre Ursache eindeutig in muskulären Spannungen oder/und Wirbelveränderungen im Hals- und Nackenbereich haben. Die Drehbewegung des Kopfes ist durch eine Verspannung der Nackenmuskulatur und der oberen Halswirbelsegmente beeinträchtigt, von denen Schmerzen zum Hinterkopf, mitunter bis in Stirn, Schläfe und Gesicht, gelegentlich bis zum Auge ausstrahlen. Die genannten Regionen werden von den Nervenbahnen aus den oberen Halswirbeln mitversorgt. Oft bewegt sich der Patient auch bereits in einer ausgeprägten Schonhaltung, zu einer Seite neigend. Nicht selten schmerzen auch Schultern und Arme. Die Symptome verstärken sich durch Druck auf die entsprechenden Muskeln und Dornfortsätze im Gebiet des zweiten und dritten Halswirbels. Tastet man diesen Bereich mit den Fingern ab, während der Patient sich bewegt, so kann man sehr leicht Blockaden feststellen, denen Entzündungen zugrunde liegen. Zusätzlich gibt der Patient Schmerzen beim Drehen und Neigen des Kopfes nach rechts oder links sowie beim Bewegen nach vorn und nach hinten an.

Kopf- und Nackenschmerzen, die ihre Ursache eindeutig in muskulären Spannungen oder/und Wirbelveränderungen im Hals- und Nackenbereich haben

Mit dem letzten Beispiel haben wir uns dem Bereich genähert, auf den sich unser Interesse konzentriert und auf dessen Behandlung im Wesentlichen unsere Therapieerfolge bei Kopf- und Rückenschmerzen beruhen, nämlich die *Wirbelsäule*. In besonderem Maße gilt dies für die *Hals- und Brustwirbelsäule*, wo Störungen in der Lage der Wirbel, der neuroanatomischen und vegetativen Verflechtungen und der Blutversorgung für eine Vielfalt von Kopfschmerzen einschließlich Migräne sorgen können.

Plötzlich starke Kopfschmerzen – Achtung!

Plötzlich auftretende heftige Nacken- und Hinterkopfschmerzen können Zeichen einer inneren Gehirnblutung, zum Beispiel bei einem Schlaganfall sein. Verdächtig sind auch andauernde Schmerzen, deren Intensität plötzlich zunimmt. In diesen Fällen sollte man sofort den Arzt aufsuchen oder den Notarzt rufen. Selbstmedikation verbietet sich hier. Sie könnte im schlimmsten Fall tödliche Folgen haben.

Ein Wort zum Schmerzgedächtnis

Immer wieder hört man bei chronischen Schmerzpatienten die ärztliche Erklärung und Diagnose: Da kann man nicht mehr viel machen, Sie haben ein so genanntes Schmerzgedächtnis entwickelt, d. h., Sie haben keine Ursache im Körper, Sie glauben nur, dass Sie Schmerzen haben. Mit anderen Worten: Damit müssen Sie nun mal leben! Sie haben sozusagen den »schwarzen Peter« und den werden Sie nicht mehr so schnell los.

Sie glauben nur, dass Sie Schmerzen haben?!

Ich werde im Folgenden einige interessante Schmerz-

fälle schildern, dann werde ich es Ihnen überlassen, ob Sie mir oder der heutigen schulmedizinischen Lehrmeinung Glauben schenken. Ich bin, wie Sie wissen, über 20 Jahre selbstständiger Zahnarzt in eigener Praxis. Das Thema Schmerzgedächtnis war für uns Studenten kein Thema, denn der Schmerz als Begleitsymptom bei Zahnproblemen war ausreichend erklärt, diskutiert und damit vom Tisch. In meiner langjährigen Tätigkeit als Zahnarzt war es auch kein Problem, denn der Patient hatte nur so lange Schmerzen, bis ich den daran schuldigen Zahn gefunden und behandelt hatte. Man sollte trotzdem bei Schmerzen nicht voreilig einen Zahn ziehen, denn: was weg ist, ist weg. Zieht man den falschen Zahn, ist der Patient am nächsten Tag bzw. eine Woche später wieder in der Praxis.
Die folgende »Schmerzgeschichte« ist simpel, aber leider auch wahr! Pikant ist sie dadurch, dass die Hauptdarstellerin selber Zahnärztin ist.

Die folgende »Schmerzgeschichte« ist simpel, aber leider auch wahr!

Zwei Monate nach der Durchsanierung ihrer Oberkieferzähne mit sieben Goldfüllungen beklagte sich die Kollegin, seit der endgültigen Einzementierung ab und zu am letzten, hinteren Backenzahn eine leichte Kälte- und Aufbissempfindlichkeit zu verspüren. Die ganze Palette der Zahnheilkunde (Wurzelfüllung bzw. Wurzelresektion usw.) wurde bei ihr angewandt, andere Kollegen wurden zurate gezogen. Es half alles nichts, in sieben Monaten mussten trotzdem drei Zähne links oben wegen starker Schmerzen gezogen werden.
Hinter ihrem Rücken wurden psychische und familiäre Ursachen vermutet, da es sich aber um eine Kollegin handelte, wurde der Verdacht nicht offen ausgesprochen. Ein zurate gezogener Neurologe erwähnte erstmals das Schmerzgedächtnis. Sie hatte zwar Schmerzen, aber oh-

Die verzweifelte Diagnose lautete schließlich: »Sie ist psychisch krank, sie hat ein Schmerzgedächtnis«

ne auffindbare Ursachen, denn die Zähne, die ihr angeblich Schmerzen verursachten, waren ja bereits gezogen. Die verzweifelte Diagnose lautete schließlich: »Sie ist psychisch krank, sie hat ein Schmerzgedächtnis«, und damit schienen ihre Beschwerden endlich glaubhaft erklärt.
Die Zahnärztin machte alle diese »Hoffnungen« auf eine endgültige Erklärung ihrer Schmerzen allerdings zunichte, indem sie ein paar schmerzhafte Wochen später den schuldigen Zahn, nämlich den zweiten, oberen Frontzahn links behandeln ließ. Diesmal war es endlich der richtige Zahn. Bei einem früheren Fahrradunfall hatte sie ihn angeschlagen. Dadurch war der Nerv langsam abgestorben und sie hatte nacheinander den Schmerz in die anderen Zähne hineinprojiziert.
Man bedenke, es handelte sich um eine Zahnärztin! Heute ist sie schmerzfrei und dank der Implantologie trägt sie eine fest einzementierte Brücke.

Solange die eigentliche Ursache einer Krankheit nicht gefunden ist, sollte man mit der Psyche und mit dem Schmerzgedächtnis als Diagnose sehr, sehr vorsichtig sein

Was möchte ich Ihnen mit diesem ungewöhnlichen Schmerzfall zeigen? Nur so viel: Solange die eigentliche Ursache einer Krankheit nicht gefunden ist, sollte man mit der Psyche und mit dem Schmerzgedächtnis als Diagnose sehr, sehr vorsichtig sein.

Ich selber war fünf Jahre lang ein aussichtsloser Fall für die Medizin. Die niederschmetternde Diagnose von Kollegen lautete, ich sei psychisch krank, wolle zu viel vom Leben, mein Kreuz rebelliere schon, das müsse ich endlich einsehen, sogar meinen Beruf als Zahnarzt aufgeben. Da sie die eigentliche Ursache meiner Kreuz- bzw. Rückenbeschwerden (wohlgemerkt nach fünf Jahren) nicht gefunden hatten, behaupteten sie, ich hätte im Laufe der Jahre ein Schmerzgedächtnis entwickelt und müsse nun damit leben!

Nach der ursächlichen Behandlung durch Prof. Kiem – ein Wirbel war in der Lendengegend durch einen Wasserskiunfall um einen Millimeter verschoben gewesen – waren meine Schmerzen in kürzester Zeit einfach weg. Ich spiele heute Tennis, Squash, fahre Snowboard und Ski und spiele Golf mit Handicap 14. Nebenbei arbeite ich noch als Zahnarzt, und alles ohne Rückenschmerzen! Ich behaupte, wenn man die Ursachen der Schmerzen findet und behandelt, dann hat man plötzlich kein Schmerzgedächtnis mehr! Das ist eigentlich logisch und leicht nachvollziehbar: Die Evolution hat dafür gesorgt, dass nur das, was uns weiterbringt und nützt, beibehalten wird, alles andere wird verdrängt.

Wenn man die Ursachen der Schmerzen findet und behandelt, dann hat man plötzlich kein Schmerzgedächtnis mehr!

Die Schmerzempfindung hat eine unentbehrliche Aufgabe: nämlich uns vor Schäden aller Art zu schützen. Ist aber die Schmerzursache nicht mehr vorhanden, wird das »Alarmsystem im Körper« logischerweise abgeschaltet.

Jetzt müssen Sie, liebe Leser, sich selber Ihre Meinung bilden. Wissenschaftlich kann ich meine Hypothese nur durch meine Heilungserfolge untermauern, meine Behauptungen sind also zumindest nicht von der Hand zu weisen.

Behandlung der Schmerzursachen beim Zahnarzt

Warum reden und lesen wir heute nicht mehr so viel von abenteuerlichen Zahnarztgeschichten wie früher zu Zeiten der Bader? Weil die Zahnärzte seit etwa 30 Jahren eine kausale und keine symptombezogene Behandlung praktizieren.

Zahnärztliche und orthopädische Behandlung von Schmerzpatienten

Wenn Sie mit Schmerzen zum Zahnarzt gehen, dann werden Sie mit Sicherheit nicht nur mit einer Spritze behandelt und dann nach Hause geschickt – der Zahnarzt legt selbst Hand an

Wenn Sie mit Schmerzen zum *Zahnarzt* gehen, dann werden Sie mit Sicherheit nicht nur mit einer Spritze behandelt und dann nach Hause geschickt oder zum Zahntechniker, zum Neurologen oder zum Psychologen weitergeleitet. Der Zahnarzt legt selber Hand an. Er prüft mit Kälte- und Wärmetests Ihre Zähne und klopft sie ab. Er forscht weiter nach der Ursache der Schmerzen, indem er unter Umständen eine Röntgenaufnahme macht und diese analysiert. Wenn er die Schmerzquelle aufgespürt hat, gibt er Ihnen zwar eine Spritze mit einem schmerzbetäubenden Mittel, behandelt dann aber die Ursache der Schmerzen, z. B. einen beschädigten oder auf Eiter sitzenden Zahn. Wenn z. B. eine Krone nötig ist, passt er sie selbst ein; wenn sie zu hoch ist, schleift er sie selbst zwei- bis dreimal, bis sie passt. Er entlässt Sie mit der Empfehlung, zweimal täglich die Zähne zu putzen und zweimal im Jahr zur Vorsorgeuntersuchung zu kommen. Die gesetzlichen Kassen haben die so genannten Bonushefte eingeführt, um diese Eigenverantwortung zu fördern. Die positive Bilanz dieser Maßnahmen: Die eigenen Zähne können immer länger erhalten werden und es gibt immer weniger Zahnschmerzpatienten.

Der Orthopäde legt dagegen nicht immer selbst Hand an. Meistens ist er schlicht überfordert und leidet unter Zeitmangel

Der *Orthopäde* legt dagegen nicht immer selbst Hand an. Meistens ist er schlicht überfordert und leidet unter Zeitmangel. In der Regel erhalten Sie eine Spritze gegen die Schmerzen, die daraufhin auch erst einmal nachlassen. Doch hier handelt es sich um eine Behandlung der Symptome und nicht der Ursachen. Röntgenbilder werden ebenfalls gemacht. Doch da in orthopädischen Praxen oft 60 bis 80 Patienten täglich behandelt werden, bleibt wenig Zeit für eine genaue

Analyse und die Prüfung komplexerer Zusammenhänge. Verschwinden die Schmerzen nicht, wird die Behandlung mehrmals wiederholt, es werden Massagen verschrieben und bestenfalls bestimmte Kraftübungen empfohlen nach dem Motto »Ein starker Rücken kennt keinen Schmerz«. Wenn auch dies nicht fruchtet, wird die Patientin oder der Patient an einen Kollegen, etwa an einen Neurologen, überwiesen. Im schlimmsten Fall beginnt dann die bekannte Odyssee von Praxis zu Praxis. Die Voraussetzungen für eine positive Bilanz sind schlecht, wenn nicht umfassend nach den Schmerzursachen gesucht wird und die Patienten nur eine passive Rolle spielen. Tatsächlich gibt es immer mehr Schmerzpatienten. Die Folgen dieser Entwicklung für das Gesundheitssystem und für die Patienten sind bekannt.

Die Voraussetzungen für eine positive Bilanz sind schlecht, wenn nicht umfassend nach den Schmerzursachen gesucht wird und die Patienten nur eine passive Rolle spielen

Zahn- und Kieferheilkunde und das weitere Umfeld

Zahnärzte arbeiten sehr nahe an der Hals- und Brustwirbelsäule und kennen sich in diesem Bereich gut aus. Häufig werden z. B. Kopf- und Gesichtsschmerzen von Patienten während der zahnärztlichen Anamnese nicht angegeben, da diese meinen, dass sich der Zahnarzt »nur« mit den Zähnen beschäftigt. Der Zahnarzt prüft aber routinemäßig auch Kiefer- und Kopfgelenke und nimmt dabei Bewegungseinschränkungen und Muskelverspannungen wahr. Die Muskelverspannungen betreffen dabei nicht nur die Kaumuskulatur am Kopf, sondern auch ihre Gegenspieler und Stabilisatoren im Bereich des Halses und Nackens bis in den Bereich des Rückens. Merke: Der Kopf ist ebenso im Rücken verankert wie ein Baum in der Erde!

Je mehr medizinisch-biologische und physiologische Betrachtungsweisen Eingang in die Zahn- und Kieferheilkunde fanden, desto differenzierter wurden die Kenntnisse über die vielfältigen Ursachen von Kopf- und Rückenschmerzen.

Zunehmendes Gewicht bekommt die notwendige fachübergreifende Kooperation, insbesondere bei der Behandlung von chronischen Schmerzerkrankungen sowie von Erkrankungen des psychosomatischen Formenkreises

Zunehmendes Gewicht bekommt daher die notwendige *fachübergreifende Kooperation*, insbesondere bei der Behandlung von chronischen Schmerzerkrankungen sowie von Erkrankungen des psychosomatischen Formenkreises. Hier kann die Zahn-, Mund- und Kieferheilkunde vielfältige diagnostische Aufgaben übernehmen, insbesondere, wenn sie den gesamten Bereich der Wirbelsäule mit einschließt. Und sie kann überraschende Heilerfolge bei Kopfschmerzen erzielen, wenn sie physiotherapeutische Behandlungskonzepte wie die Ong-song-Therapie zur Behandlung der Ursachen anwendet. Sie könnte damit mit voller Berechtigung Aufgaben wahrnehmen, die über das auf die Mundhöhle konzentrierte Therapiefeld hinausgehen.

Weiterbildungsveranstaltungen, zum Beispiel in Form integrierter Kurse, in denen die zahnmedizinische und allgemeinmedizinische Gesamtdiagnostik unter besonderer Berücksichtigung der Wirbelsäule vermittelt werden, sollten angestrebt werden. Ebenso sollten generell Aspekte der Gesundheitsförderung und Vorbeugung stärker betont werden.

3 Ein neuer ganzheitlicher Ansatz: Ong song

Unter Berücksichtigung der wissenschaftlichen Erkenntnisse und unserer jahrzehntelangen Behandlungserfahrungen – als Zahnarzt und als Neurologe – bei Kopf-, Hals-, Schulter- und Rückenschmerzen meinen wir folgende Aussage machen zu können:
Kopf- und Rückenschmerzen sind bei einem Großteil, bei schätzungsweise 80% der Patienten auf eine Funktionsstörung der Wirbelsäule zurückzuführen.
Die Mehrzahl davon sind durch die *Ong-song-Therapie* mit großer Erfolgsaussicht behandelbar. Deshalb unterscheiden wir Kopfschmerzen einschließlich Migräne *mit* und *ohne Beteiligung der Wirbelsäule* – im Gegensatz zur klassischen Einteilung in primäre und sekundäre Kopfschmerzen.

Kopf- und Rückenschmerzen sind häufig auf eine Funktionsstörung der Wirbelsäule zurückzuführen

Kleine Ursache, große Wirkung: Neue Maßstäbe in Diagnose und Behandlung

Ähnlich wie die Astrophysiker, die versuchen, die Entstehung der Welt bis zum Urknall zurückzuverfolgen, und zwar im Bereich von Millionstelsekunden, müssen wir Ärzte bei der körperlichen Untersuchung wesentlich kleinere Maßeinheiten einführen, als dies bis jetzt üblich ist. Bei der Untersuchung und Behandlung der Wirbelsäule müssen wir Störungen im Bereich von einem einzigen Millimeter, sogar bis zu einem halben Millimeter als blockiert und verschoben bzw. krankhaft verändert bezeichnen, und nicht wie bis jetzt, wenn überhaupt, in Größenordnungen ab fünf bzw. zehn Millimeter. Denn die kleinste Veränderung der Wirbelsäule kann durch den Faktor Zeit enorme Bedeutung bekommen und für den Körper eine erhebliche Belastung darstellen.

Was wäre, wenn die Schmerzpatienten aller Art zum Arzt gehen und er nicht die Symptome, sondern gleich die Ursache behandeln würde?

Die Gesundheitsformel

Was wäre, wenn die Schmerzpatienten aller Art zum Arzt gehen und er nicht die Symptome, sondern gleich die Ursache behandeln würde? Das wäre schön, sagen Sie, aber die Ursachen sind so verborgen (Kopfschmerzen, Migräne, Armschmerzen, Rücken, Herz, Bauch und Kreuz), dass man sie oft gar nicht finden kann. Stellen Sie sich einfach einmal folgendes Szenario vor: Sie gehen zum Arzt und erzählen von all Ihren verschiedenen Problemen, z. B. Kopfschmerzen, Schmerzen am Arm und noch am linken Knie, Magenprobleme, gelegentlich Atembeschwerden, und manchmal meinen Sie auch Ihr Herz zu spüren. Damit beginnt für Sie eine wahre Odyssee:

1. Wegen der Kopfschmerzen werden Sie zur Kernspintomografie geschickt (es könnte ja ein Tumor sein) – Gott sei Dank nicht –, dann geht's weiter zum Neurologen.
2. Wegen der Armschmerzen und Kniebeschwerden gehen Sie zum Orthopäden und bekommen Spritzen.

3. Ihre Magenprobleme werden durch Spiegelung beim Internisten untersucht.
4. Wegen der Atembeschwerden konsultieren Sie den Lungenarzt.
5. Und schließlich kümmert sich der Kardiologe um Ihr Herz.

Jeder Arzt versucht nach bestem Gewissen, Sie zu heilen bzw. schickt Sie zu weiteren Untersuchungen. Sie ahnen schon, dass Sie Wochen bzw. Monate brauchen werden, um zu erfahren, dass Ihnen nach medizinischem Ermessen eigentlich gar nichts fehlt. Sie sind aber noch immer wirklich krank. Es ist nun höchstwahrscheinlich so, dass man Ihre Probleme nicht richtig interpretiert hat. Denn alle genannten Symptome können zu fast 80% mit der Wirbelsäule im Zusammenhang stehen! Mathematisch interessierte Menschen könnten ihre Probleme (Krankheit) als eine Gleichung betrachten. Nehmen Sie Ihre Gesundheit als y, die Summe aller Symptome als n und die Wirbelsäule als x, dann machen Sie eine Gleichung auf und Sie erhalten die Formel für Ihre Gesundheit:

$$\boxed{y = n \cdot x}$$

Wenn $n = 1$ ist, das heißt, Sie haben keine Beschwerden, dann wird die gesamte Wirbelsäule durch die Gleichung $y = x$ beschrieben, d. h. Gesundheit = Wirbelsäule.
Das bedeutet: Man muss zuerst die einzelnen Symptome bzw. Krankheiten auf einen gemeinsamen Nenner bringen. Die Behandlung kann nur über die Wirbelsäule erfolgen. Denn die Wirbelsäule ist der Schlüssel zur Genesung!

Mathematisch interessierte Menschen könnten ihre Probleme (Krankheit) als eine Gleichung betrachten

Was bedeutet Ong song?

Bezeichnenderweise wird in der Schulmedizin das Geschehen im Bereich der Wirbelsäule bei Diagnose und Therapie von Kopf- und Rückenschmerzen wenig beachtet

Der Begriff »Ong song« stammt aus dem Vietnamesischen und bedeutet »lebende hohle Röhre«. Gemeint ist damit die *Wirbelsäule und ihr Umfeld.* Bezeichnenderweise wird in der Schulmedizin das Geschehen im Bereich der Wirbelsäule bei Diagnose und Therapie von Kopf- und Rückenschmerzen wenig beachtet. Dieses Versäumnis verhindert aber gerade deren Heilung. Wenn man nämlich die Hals- und Brustwirbel sorgfältig abtastet, findet man bei den Patienten garantiert schmerzhafte Stellen mit entsprechenden Bewegungseinschränkungen. Und ähnlich ist es im Bereich der Lendenwirbel. Als Ursache der Schmerzen sind dabei insbesondere mitunter minimale Fehlstellungen von Wirbeln zu orten, die z. B. von früheren Stürzen, Drehbewegungen beim Heben, Fehlbelastungen durch monotone Arbeit oder von schiefer Körperhaltung stammen. Sie führen zu Muskelverspannungen, die ihrerseits in einem Teufelskreis Wirbelfehlstellungen fixieren und verstärken. Wenn dadurch die Blutzufuhr zum Kopf beeinträchtigt wird, sind Kopfschmerzen die Folge. Im Aufbrechen dieses Teufelskreises liegt die Quelle der Erfolge dieser Therapie, die Ihnen Linderung, meist sogar die Heilung Ihrer Kopf- und Rückenschmerzen bringen wird.

Um die verlorene Harmonie bzw. Spannungsfreiheit zwischen Zähnen, Kiefergelenk, Kopfgelenken und deren Muskeln, Bändern und Sehnen in Verbindung mit Hals- und Brustwirbelsäule wiederzugewinnen, ist die Einbeziehung der Wirbelsäule unbedingt erforderlich. Denn die Zähne und Kiefergelenke haben über die Kaumuskulatur ihren anatomischen und physiologischen Ursprung in dieser »Säule des Lebens« (ungefähr so wie ein Baum, der in der Erde verwurzelt ist). Nur durch ganzheitliche Maßnahmen ist eine optimale Blutversorgung des Kopfes und des Gehirns – bedingt durch die neuro-vegetative Steuerung – möglich. Wodurch diese Disharmonie entstanden ist und wie lange sie schon besteht, ist dabei nicht relevant. Wichtig ist nur, die verloren gegangene Harmonie mit gezielten Ong-song-Behandlungsmaßnahmen zu beheben. Rückfälle werden dadurch vermieden, dass der Patient zu Hause täglich bestimmte Übungen durchführt.

Wichtig ist, die verloren gegangene Harmonie mit gezielten Ong-song-Behandlungsmaßnahmen zu beheben

Drei Beispiele zum Einstieg

Mit dem Studium dieses Buches sind Sie schon auf dem richtigen Weg und können sich die Odyssee, wie sie die folgenden Patienten durchmachten, ersparen:

Fallbeispiel – seit der Kindheit Migräne

Ludwig P., ein 57 Jahre alter erfolgreicher Geschäftsmann, sehr sportlich und – trotz seines Leidens – positiv in die Zukunft blickend, wurde seit seiner Kindheit von regelmäßigen Anfällen einer klassischen Migräne geplagt, in den letzten zehn Jahren gepaart mit schier unerträglichen Schmerzen in der linken Gesichtshälfte, die bis in die Kaumuskulatur einstrahlten. Alle ärztlichen Bemühungen waren erfolglos geblieben. Eine Kollegin hatte sogar erwogen, an der Schädelbasis ein Stück Knochen herauszuschneiden, um dadurch eine bessere Blutversorgung des Gehirns zu ermöglichen! Auf den mitgebrachten zahlreichen Röntgen- und Computertomografieaufnahmen hatten sich als Anhaltspunkte gezeigt, dass der Halswirbelsäule die natürliche Wölbung fehlte und dass der erste und zweite Halswirbel um 1,5 mm gegeneinander verschoben waren.

Durch Abtasten stellen wir fest, dass der seitliche Halsmuskel bis in die Schulter hinein extrem druckempfindlich war. Weiterhin waren nicht nur die Halswirbel, sondern auch sämtliche Fortsätze der Brustwirbelsäule etwas verschoben und schmerzhaft. Die Beweglichkeit des Kopfes war in alle Richtungen eingeschränkt. Auch die Kaumuskeln waren sehr druckempfindlich. Die Kiefergelenke waren bis auf eine leichte Druckempfindlichkeit und leise Reibgeräusche ohne Befund, die Zähne in Ordnung.

Durch einen Badeunfall Fehlstellung des ersten Halswirbels

Der Patient hatte zwar bei allen vorhergehenden Untersuchungen angegeben, dass die Schmerzen vom Schulterblatt her aufstiegen, diese Angaben waren aber nicht beachtet worden. Aufgrund der Veränderungen des ersten und zweiten Halswirbels, die im Röntgenbild erkennbar waren, war zu vermuten, dass er in der Vergangenheit einen schweren Unfall gehabt haben musste. Unsere diesbezügliche Frage verwunderte Herrn P. sehr, denn so etwas hatte ihn bislang noch niemand gefragt. Nach kurzer Überlegung erinnerte er sich jedoch, dass er mit acht Jahren beim Baden kopfüber in seichtes Wasser gesprungen und mit dem Kopf aufgeschlagen sei. Sein Vater habe davon immer wieder erzählt und ihm selbst sei in Erinnerung, dass es damals »ziemlich gekracht« habe. Dadurch wurde unsere Vermutung erhärtet, dass die Migräne von der Fehlstellung des ersten Halswirbels kommen könnte. Mit einer Aufbissschiene und mit der Ong-song-Therapie haben wir diese langwierige und schwere Migräne dann innerhalb von zwei Monaten tatsächlich in den Griff bekommen.

Ludwig P. kam nach relativ kurzer Zeit zu unserem nicht geringen Erstaunen wieder in unsere Praxis. Durch seine positive Erfahrung ermutigt, vertraute er uns seine gerade einmal 20-jährige Tochter an, die ihrerseits bereits einige Leidenserfahrung mit Kopfschmerzen hatte, ohne dass ihr geholfen worden wäre. Ihre Krankengeschichte sah so aus:

Fallgeschichte – Kopfschmerzen, Schwindel und Ohnmacht

Lucia P. hatte kurz nach dem Abitur in einem Bekleidungsgeschäft in München einen Ferienjob angenommen. Am ersten Tag wollte sie für eine Kundin aus einem höheren Regalfach einen Pullover herausnehmen, doch bei dieser Bewegung wurde ihr plötzlich schwindlig und sie fiel ohnmächtig zu Boden. Mit dem Notarzt kam sie in die nächstgelegene Klinik. Alle gängigen Untersuchungen verliefen ergebnislos. Da es ihr nach zwei Tagen wieder besser ging, wurde sie aus der Klinik entlassen. Nach drei Wochen kamen die Kopfschmerzen jedoch nach einer langen Autofahrt als Beifahrerin wieder. Bei der flotten Fahrt war ihr Kopf in einigen brenzligen Situationen beim Bremsen und in Kurven starken Belastungen ausgesetzt gewesen. Kurze Zeit danach traten bei den Kopfschmerzen Symptome hinzu, die auf Migräne deuteten. Das Mädchen konnte plötzlich nicht mehr wie gewohnt sprechen, hatte gelegentlich ein Taubheitsgefühl in Fingern und Beinen und es wurde ihr schwarz vor den Augen. Bei einer erneuten Notaufnahme im Krankenhaus stellten die Ärzte nach gründlicher Untersuchung und Anamnese, bei der die Migränegeschichte des Vaters nicht unerwähnt blieb, die Diagnose: Migräne ohne Aura, genetisch bedingt. Mit anderen Worten: vom Vater geerbt, man müsse sich damit abfinden.

Unsere klinische und manuelle Untersuchung förderte Muskelverspannungen und Verschiebungen im ersten

Beschwerden durch Stürze in der Kindheit ausgelöst

und zweiten Halswirbel zutage, die sehr deutlich mit den Fingern zu ertasten waren. Als wir nach eventuellen Unfällen fragten, sagte sie, dass sie beim Reiten ein paar Mal vom Pferd gefallen sei. Auch berichtete sie von Stürzen in der Kindheit, die sie sich beim Ballettunterricht zugezogen habe, allerdings ohne dass es Beschwerden gegeben hätte. Unsere Interpretation: Diese frühen Stürze konnte der Körper offenbar noch verkraften; doch durch den Sturz vom Pferd wurden wohl die oberen Halswirbelsäulensegmente in eine falsche Lage gebracht. Beim unvorsichtigen Strecken der Hand mit nach oben gerichtetem Blick und auf den Zehenspitzen stehend war der Bogen schließlich überspannt. Die Kopfarterien wurden dabei kurzfristig zugedrückt, was die Ohnmacht auslöste. Der zweite Anfall nach der belastenden Autofahrt war durch die Vorschädigungen schon vorprogrammiert. Die verschobenen Hals- und Brustwirbel mit den dazugehörigen Nerven führten zu verstärkten Verspannungen der Muskulatur und einer Beeinträchtigung der Blutversorgung des Kopfes mit der Folge migräneartiger Kopfschmerzen.

Die Diagnose der Wirbelverschiebungen, die wir manuell bestätigen konnten, lieferte auch hier den Schlüssel für die erfolgreiche Therapie: Nach sechs Behandlungen waren die Verschiebungen behoben, die Muskelverspannungen aufgelöst und die Patientin von ihren Schmerzen befreit.

Ein weiteres Beispiel einer Odyssee von Arzt zu Arzt soll zeigen, wie »nachtragend« die Wirbelsäule auch kleine Veränderungen nach Stürzen »im Gedächtnis« behält und Kopfschmerzen erst in Zusammenhang mit weiteren Belastungen zu einem späteren Zeitpunkt auftreten:

Verena J. hieß die kleine Patientin, ein aufgewecktes zwölfjähriges Mädchen. Die ersten Symptome, Schwindel und Kopfschmerzen, traten überwiegend in der Schule, dann später immer öfter zu Hause und auch beim Spielen auf. Der Hausarzt überwies sie an den Neurologen, da dieser aber keine Ursachen fand, überwies er sie weiter zum Hals-Nasen-Ohren-Arzt. Der so genannte Innenohrtest blieb ohne Befund. Daraufhin wurde wegen Verdachts auf einen Tumor eine Kernspintomografie verordnet, die aber auch keine Auffälligkeit zeigte. Der Orthopäde, zu dem Verena daraufhin überwiesen wurde, stellte die richtige Diagnose, nämlich eine leichte Disharmonie der Halswirbelsäule. Er verordnete Krankengymnastik. Die Probleme traten jedoch weiterhin auf. Die nächste Station der besorgten Eltern mit ihrem Kind war das Krankenhaus. Während einer der Ärzte einen Zeckenbiss vermutete und daher die sehr unangenehme Untersuchung des Rückenmarkwassers durchführte, kam einer seiner Kollegen zu dem Schluss, die Ursache sei Verenas niedriger Blutdruck. Schließlich riet man der Familie, einen Kinderpsychologen aufzusuchen.

Fallgeschichte – erst viele Jahre nach dem Sturz treten Schmerzen auf

Nach dieser vier Monate währenden Odyssee kam Verena in unsere Praxis. Wir ertasteten die minimalen Verschiebungen in der Halswirbelsäule. Bei der Befragung der Patientin und der Mutter wurde von einem spektakulären Sturz der Fünfjährigen von den Schultern ihres Vaters berichtet. Aus unserer Erfahrung betrachteten wir diesen Sturz sofort als Quelle der späteren Beschwerden. Mit der bewährten Ong-song-Therapie behandelten wir die Ursache, nämlich die bereits vom Orthopäden festgestellte Disharmonie der Halswirbelsäule. Innerhalb kurzer Zeit waren die Verschiebungen gezielt behoben und die Beschwerden verschwunden. Verena, die wäh-

rend ihrer Leidenszeit auch bereits mit Schulproblemen zu kämpfen hatte, ist nun wieder ein Kind, das mit Freude liest und auch wieder schulischen Erfolg hat, wie die Mutter in einem Brief dankbar berichtete.

Vorbestehende Schädigungen können bei geringen Anlässen plötzlich Schmerzen auslösen

Leider wird zu wenig beachtet, dass Veränderungen durch vielerlei Stürze und Fehlhaltungen schon sehr früh beginnen können, ohne dass die Schmerzen sofort auftreten, und dass dann geringe Anlässe genügen, damit die vorbestehenden Schädigungen belastende Schmerzen auslösen.
Bei einer großen Zahl meiner erwachsenen Patienten war die Erkrankung auf einen früheren Sturz beim Radfahren, beim Klettern, Rollschuhlaufen oder bei anderen sportlichen Aktivitäten (Handball, Fußball, Volleyball, Judo etc.) in der Kindheit zurückzuführen, bei einer Patientin sogar auf einen Sturz vom Wickeltisch. Die Betroffenen selbst können sich oft kaum noch oder überhaupt nicht mehr daran erinnern; erst eine gezielte Anamnese durch den Arzt und Nachfragen bei den Eltern und Verwandten weisen den Weg zu diesen so wesentlichen Ursachen.

Selbst wenn nach einer Verletzung in der Kindheit die Verspannung der Muskulatur und die Fehlstellung der Wirbel noch so geringfügig sein sollte, lässt sie der Faktor Zeit und der biologische Abbau, der ja schon mit etwa 25 Jahren beginnt, häufig zu einer verborgenen Ursache verschiedener Erkrankungen im Erwachsenenalter werden, selbst dann, wenn kein deutliches neues Schadensereignis hinzukommt.

Ganzheitliche Betrachtung ist dringend nötig

Für Kopf- und Rückenschmerzen, die von der *Wirbelsäule* ausgehen, gibt es *keine eigene Fachrichtung in der Medizin.* Das hängt auch mit der Ausbildung zusammen. Ein Medizinstudent hat seine erste Begegnung mit »Patienten« als Leichen in den anatomischen Präparationskursen. Er studiert drei Wochen lang die Kopfregion, dann drei Wochen lang die Halsregion, dann drei Wochen lang die Brustregion usw. Nach etwa sechs Monaten muss er den Stütz- und Bewegungsapparat, Sinnesorgane und Nervensystem sowie die inneren Organe mit den medizinischen Fachausdrücken kennen. Diese Einteilung spiegelt sich in den späteren Facharztrichtungen wider. Der Mensch ist aber anatomisch und funktionell, körperlich und seelisch eine Einheit. Eine tragende Rolle spielt dabei die Wirbelsäule. Ganzheitlich gesehen, fängt die Wirbelsäulenregion am Kopf an und endet am Kreuzbein unter Einbezug der den Kopf versorgenden Arterien, die sich durch die Halswirbelsäule »durchschlängeln« müssen, und der Nervenbahnen, die aus der seitlichen Öffnung der Wirbelsäule austreten. Ihr Einfluss reicht vom Kopf bis in die Finger- und Zehenspitzen und selbst zu den inneren Organen. Nur wenn wir uns das bewusst machen, können wir die Nöte unserer Patienten begreifen bzw. sie heilen. Dennoch existiert in diesem Bereich keine eigene Fachrichtung in der Medizin. Ich möchte hier in keiner Weise gegen hochspezialisierte und zum Wohl der Menschheit tätige Kollegen polemisieren, aber dringend auf die Notwendigkeit fachübergreifender Diagnostik hinweisen. Die folgende Krankengeschichte illustriert zum einen, wie

Der Mensch ist anatomisch und funktionell, körperlich und seelisch eine Einheit. Eine tragende Rolle spielt dabei die Wirbelsäule

Der Einfluss der Wirbelsäulenregion reicht vom Kopf bis in die Finger- und Zehenspitzen und selbst zu den inneren Organen

wichtig die medizinische Spezialisierung ist, zum anderen, dass bei großen operativen Eingriffen der Patient während des Krankenhausaufenthaltes überwiegend nur in seiner operativen Teilsymptomatik wahrgenommen und behandelt wird, was überraschende und schmerzliche Folgen nach sich ziehen kann.

Ein erschütterndes Beispiel

Fallgeschichte – seit einer Lebertransplantation über Monate hinweg Schmerzen

Die Patientin Petra S. konnte ihren Beruf als Kellnerin im Familienbetrieb nicht mehr ausüben. Als sie zu mir kam, war sie sozusagen am Ende ihrer Kräfte, auch ihrer nervlichen Belastbarkeit. Sie trug sich ernsthaft mit Selbstmordgedanken, hatte sie doch seit einer gut überstandenen Lebertransplantation über Monate hinweg Schmerzen, die ihr das Leben unerträglich machten. Am meisten litt sie unter regelmäßigen, anfallsweise wiederkehrenden Kopfschmerzen mit Migränesymptomatik, verbunden mit ständigen Muskelschmerzen, die vom Hals und der Schultergegend ausstrahlten. Bei der kleinsten Bewegung des Kopfes gesellten sich unangenehme Schwindelattacken hinzu. Zum Schluss waren Sitzen, Stehen, Liegen eine einzige Qual, an eine einigermaßen erholsame Nachtruhe nicht mehr zu denken. Ihre Schmerzen hatten bereits nach der Operation im Krankenhaus begonnen. Beunruhigt fragte sie die behandelnden Ärzte nach möglichen Ursachen für diese Art von Schmerzen, die sie bisher noch nicht gekannt hatte. Die Krankenhausärzte sagten ihr, diese kämen unter Umständen von den Medikamenten, die man ihr geben müsse, um einer möglichen Abstoßungsreaktion ihres Körpers gegen die neue Leber entgegenzuwirken. Ich stellte einen ausgeprägten Muskelhartspann, eine hochgradige Steilhaltung und Blockierung der gesamten Hals- und Brustwirbelsäule fest. Die Beweglichkeit des

Kopfes rechts und links betrug etwa zehn Grad, was etwa 2 cm Beweglichkeit nach rechts und nach links entspricht, nach vorn etwa 3 cm, nach hinten war überhaupt keine Beweglichkeit gegeben. Es war kaum möglich, Frau S. an der Hals- und Schulterregion anzufassen. Bei kleinsten Mobilitätsversuchen gab sie Schmerzen und sofort auftretendes Unwohlsein und Schwindelattacken an. Auf den mitgebrachten Röntgenaufnahmen war nichts Außergewöhnliches zu sehen. Diese waren allerdings vor der Operation aufgenommen worden.
Bereits nach drei Behandlungen der Wirbelsäule konnte Frau S. ihren Kopf und ihren Hals wieder jeweils für kurze Zeit ohne Schmerzen bewegen. Eine dauerhafte Schmerzlinderung trat nach zwölf Behandlungen ein und Frau S. konnte vier Monate nach ihrer Operation ihre Arbeit stundenweise wieder aufnehmen. Was für ein Erfolg, wenn man bedenkt, dass sie zeitweise nicht einmal mehr in der Lage gewesen war, ihre Hände zu heben.

Eine dauerhafte Schmerzlinderung trat nach zwölf Behandlungen ein

Jetzt fragen Sie sich sicher, woher die Veränderungen der Wirbelsäule und die enormen Verspannungen, verbunden mit unerträglichen Schmerzen, bei dieser Patientin kamen. Es gibt dafür eine plausible Erklärung, die einerseits trivial klingen mag, auf die man andererseits aber gar nicht so leicht kommt. Da Petra S. zu den wenigen Menschen gehört, die vor der Operation weder Kopf- noch Rückenprobleme noch Schwindelgefühle kannte, liegt es nahe, dass ihrer Körperlage während der zwölfstündigen Operation und den zehn darauf folgenden Tagen auf der Intensivstation zu wenig Aufmerksamkeit geschenkt wurde. Es ist davon auszugehen, dass die Patientin in Vollnarkose längere Zeit mit überstrecktem Kopf und mit Schlauch im Hals

Die Körperlage während der Operation und im Krankenhausbett löste die Schmerzen aus

auf dem Operationstisch lag. Auch während der darauf folgenden zehn Tage, die sie überwiegend bewusstlos auf der Intensivstation verbrachte, stand nicht ihre Körperlage, sondern – verständlicherweise – ihr Überleben im Vordergrund der ärztlichen Bemühungen. Und auch während des Reha-Aufenthalts, bei dem sie bereits über die zunehmenden Verspannungen und Kopfschmerzen geklagt hatte, war niemand auf die Idee gekommen, die Wirbelsäule zu untersuchen. Dabei spielt die Wirbelsäule eine zentrale Rolle. »Warum beachten Fachärzte diese Zusammenhänge nicht«, fragte mich der erleichterte Ehemann. Meine Antwort: »Fachärzte sind Spezialisten, Ihrer Frau wurde durch deren Leistung immerhin das Leben gerettet. Was unserer Medizin leider fehlt, ist eine fachübergreifende Diagnostik, eine ganzheitliche Betrachtung, die Behandlung der Ursachen statt der Symptome in den Vordergrund stellt.«

Niemand war auf die Idee gekommen, die Wirbelsäule zu untersuchen

4 Die Wirbelsäule

Warum unsere Wirbelsäule besonders gefährdet ist

Wir stammen von Primaten, also von *Affen* ab, die sich *vierfüßig in gebückter Haltung* fortbewegten. Ihre Wirbelsäule ist wie ein Brückenbogen zwischen dem Schultergürtel und dem Becken gespannt, an dem der Brustkorb und der Bauch mit den Eingeweiden hängen. Bereits vor zehn Millionen Jahren war eine Gruppe von Primaten in Zusammenhang mit klimabedingter Auflockerung der afrikanischen Urwälder und Ausbreitung von Savannen zu *aufrechter Körperhaltung* und zu *zweibeiniger Fortbewegung* übergegangen. Ihre Hände wurden dadurch zum Greifen und »Begreifen« der Dinge frei und aufgrund des erhobenen Kopfes gewannen sie Überblick über ihren Lebensraum. Sie wurden zu unseren frühen Ahnen. Die Aufrichtung des Körpers führte zu einem dramatischen Funktionswechsel der Wirbelsäule. Damit der ursprüngliche waagrechte Brückenbogen zu einer aufrechten Tragsäule werden konnte, musste die *Wirbelsäule im Halsbereich und am Becken eine Gegenkrümmung* ausbilden. Aufgerichtet bildet sie folglich eine Doppel-S-Form. Sie muss nun das gesamte Körpergewicht tragen und zudem z. B. bei Sprüngen beträchtliche Zusatzbelastungen »ertragen«. Die kritischen Stellen sind dabei die zum aufrechten

Die Aufrichtung des Körpers führte zu einem dramatischen Funktionswechsel der Wirbelsäule

Gang notwendig gewordenen, stammesgeschichtlich »jungen« Krümmungen der Halswirbelsäule am Kopf und der Lendenwirbelsäule am Becken. Diese Bereiche sind für Belastungen und Verschleißerscheinungen auch heute noch am anfälligsten.

Zusätzliche Probleme in unserer Zeit

Der natürliche Degenerationsprozess schreitet weit über die ursprüngliche Lebenserwartung hinaus fort und führt allein dadurch schon zu altersbedingten Beschwerden

Faktoren, die den Abnutzungsprozess beschleunigen: Bewegungsmangel und Übergewicht

Ein weiterer Gesichtspunkt kommt hinzu. Die durchschnittliche *Lebenserwartung* der Frühmenschen als Jäger und Sammler betrug etwa 25 Jahre. In diesem Alter beginnen beim modernen Menschen degenerative Veränderungen, insbesondere in den oben genannten Bereichen der Wirbelsäule. Im Laufe der kulturellen Entwicklung der Menschen in den letzten 10 000 Jahren hat sich durch Landwirtschaft und Ernährung sowie insbesondere durch Hygiene und Medizin die durchschnittliche Lebenserwartung beträchtlich verlängert. Sie liegt augenblicklich in Deutschland für Männer bei 75 Jahren und für Frauen bei 81 Jahren. Der natürliche Degenerationsprozess schreitet demnach weit über die ursprüngliche Lebenserwartung hinaus fort und führt allein dadurch schon zu altersbedingten Beschwerden. Hinzu kommen zwei weitere Faktoren, die den Abnutzungsprozess beschleunigen: Während die frühen Menschen, vor allem in Zusammenhang mit der schwierigen Nahrungsbeschaffung den größten Teil des Tages in laufender Bewegung waren, was die Durchblutung fördert und Degenerationsprozesse hemmt, leiden die meisten Menschen heute unter *Bewegungsmangel*. Außerdem führt in den Wohlstandsländern falsches und zu viel Essen zu *Übergewicht*. Wie stark Übergewicht gerade die Wirbelsäule belastet, ist ohne weiteres nachvollziehbar. Deshalb der Rat: *Gesunde, ausgewogene Ernährung und viel Bewegung an frischer Luft.*

Die Pflege der Wirbelsäule sollte schon in der Kindheit beginnen

Während der Säugling und das Kleinkind von Natur aus in ständiger Bewegung sind, was nicht behindert werden darf, wird es mit dem Eintritt in die Schule bereits kritisch. Die Kinder müssen länger still sitzen, als ihnen lieb ist und gut tut, insbesondere, wenn nicht darauf geachtet wird, dass sie aufrecht sitzen und zwischendurch aufstehen dürfen. Der auf wenige Wochenstunden beschränkte Schulsport kann das generelle Bewegungsdefizit nicht auffangen. Hinzu kommt das Schleppen schwerer Schulranzen und später gar das einseitige Tragen schwerer Taschen, was die Wirbelsäule in besonderem Maße belastet. Diese Belastungen sind bewusst auf das unerlässliche Maß zu beschränken. Kommt das Kind dann endlich nach Hause, wird es am ehesten noch in seiner Grundschulzeit, später aber immer seltener, draußen herumtollen. Leider verdrängt das Sitzen vor dem Fernseher oder Computer zunehmend Fußballspielen, Fahrradfahren, Seilspringen oder sonstige Bewegungsspiele an der frischen Luft. Kartoffelchips und Süßigkeiten ergänzen die negativen Folgen des Bewegungsmangels. In Kenntnis der Spätfolgen sollten Eltern alles unternehmen, die Freude ihrer Kinder an Bewegung zu erhalten, ihnen gesunde Ernährung schmackhaft zu machen und die »Sitzungen« vor dem Fernsehschirm und der virtuellen Scheinwelt des Internets auf ein Minimum zu reduzieren. So kann frühzeitig Vorbeugung gegen Haltungsschäden wie dem »Rundrücken« oder dem »Hohlrundrücken«, Konditionsschwäche, Konzentrationsschwäche, schließlich Schlaflosigkeit und Kopf- und Rückenschmerzen betrieben werden. Heutzutage können viele Kinder aufgrund solcher früh erworbenen

Bewegungsmangel schon im Kindesalter

Schwächen nicht mehr sicher auf einem Bein stehen. Vorbeugung ist notwendig, denn die Belastungen nehmen mit dem Eintritt ins Berufsleben weiter zu: sei es im Haushalt beim Kochen, Bügeln, Staubsaugen oder beim Sitzen im Auto und vor dem Geschäftscomputer. Die Haltungsfehler führen mit der Zeit zu Verspannungen der Muskulatur, Veränderungen der Wirbel und der Bandscheiben. Der Bewegungsmangel verhindert auch, dass genügend Gelenkschmiere (medizinisch: Synovialflüssigkeit) für die Wirbelgelenke produziert wird und die Bandscheiben ausreichend mit Flüssigkeit und Nahrung versorgt bzw. von Schlackenstoffen befreit werden. All das beschleunigt die natürliche altersbedingte Degeneration der Wirbelsäule. Dem lässt sich allerdings durch vorbeugende Maßnahmen erfolgreich entgegenwirken (siehe das Van-dong-Übungsprogramm auf S. 132).

Haltungsfehler führen mit der Zeit zu Verspannungen der Muskulatur, Veränderungen der Wirbel und der Bandscheiben

Bau und Funktion der Wirbelsäule

Die Wirbelsäule besteht aus 31 knöchernen Wirbeln, die über Gelenke und durch die elastischen Bandscheiben miteinander verbunden sind. Im Wirbelkanal befindet sich das Rückenmark des Zentralnervensystems.

Gliederung und Form

Die Wirbelsäule kann in *fünf Abschnitte* gegliedert werden: die Halswirbelsäule, die Brustwirbelsäule, die Lendenwirbelsäule, die zum Kreuzbein verwachsenen Beckenwirbel und die zum Steißbein verwachsene verkümmerte Schwanzwirbelsäule.

Von der Seite gesehen hat sie eine leicht geschwungene *Doppel-S-Form* (siehe Abb. 1), die Belastungen abfedern kann.

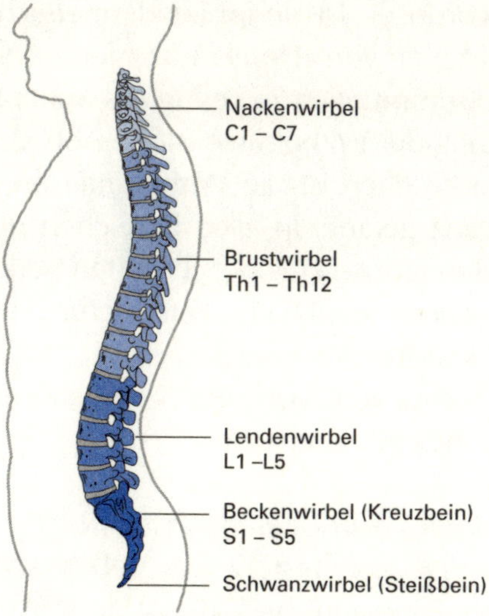

Abb. 1 Die Wirbelsäule von der Seite

Die nach rückwärts gerichtete Krümmung im Brustbereich bezeichnet man als »Kyphose«. Sie erinnert noch an den Brückenbogen unserer Vierfüßler-Ahnen. Bei krankhafter Verstärkung spricht man von Rundrücken oder »Buckel« (siehe Abb. 2b). Die Vorwölbung im Bereich der Hals- und der Lendenwirbel bezeichnet

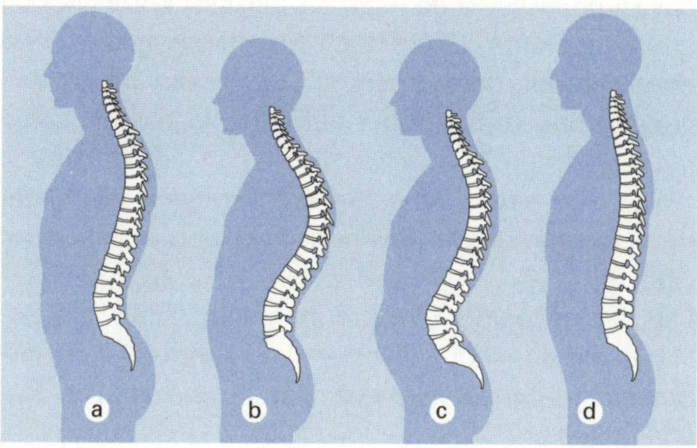

Abb. 2 Haltungsschäden a normal; b Rundrücken; c Hohlkreuz; d Streckhaltung

man als »Lordose«. Ist sie im Lendenbereich übertrieben, spricht man von »Hohlkreuz« (siehe Abb. 2c). Fallen beide Krümmungen zu gering aus, spricht man von Streckhaltung der Wirbelsäule (siehe Abb. 2d).

Von vorne gesehen ist die Wirbelsäule im gesunden Zustand ganz gerade. In allen Bereichen der Wirbelsäule kann es jedoch zu einer seitlichen Verkrümmung kommen. Diese krankhafte Veränderung bezeichnet man als »Skoliose«.

Alle Abweichungen von der Normalform können Ursache von Schmerzen sein

Alle Abweichungen von der Normalform können Ursache von Schmerzen sein.

Die einzelnen Wirbelsäulen-Abschnitte

Die *Halswirbelsäule* besteht aus sieben Wirbeln, die mit C1 bis C7 benannt sind (»C« ist die Abkürzung des lateinischen Wortes »cervix« für Hals und Nacken). Sie ist in Zusammenhang mit der Aufrichtung unserer Vierfüßler-Ahnen leicht nach vorne gewölbt, um den Kopf aufrecht zu tragen (siehe S. 57). Der erste Wirbel, auch C1 genannt, der den Kopf mit der Wirbelsäule verbindet, wird als »Atlas« bezeichnet, in Anlehnung an den Riesen Atlas aus der griechischen Mythologie, der das Himmelsgewölbe trägt. Als einziger Wirbel besitzt er weder Dornfortsätze noch eine Bandscheibe. Er ermöglicht mit dem zweiten Gelenk die Nickbewegungen des Kopfes. Über ein Loch, in das ein senkrechter Zapfen des zweiten Wirbels, des so genannten »Axis«, wie eine Drehachse ragt, erfolgen die Drehbewegungen des Kopfes nach links und rechts (siehe Abb. 3).

Die ersten beiden Wirbel nehmen als Bestandteile des »Kopfgelenkes« eine Sonderstellung insbesondere bei Migräne ein

Die *ersten beiden Wirbel* nehmen damit als Bestandteile des *»Kopfgelenkes«* eine *Sonderstellung insbesondere bei Migräne* ein. Durch mechanische Einwirkungen und Verspannungen kann es im Laufe eines

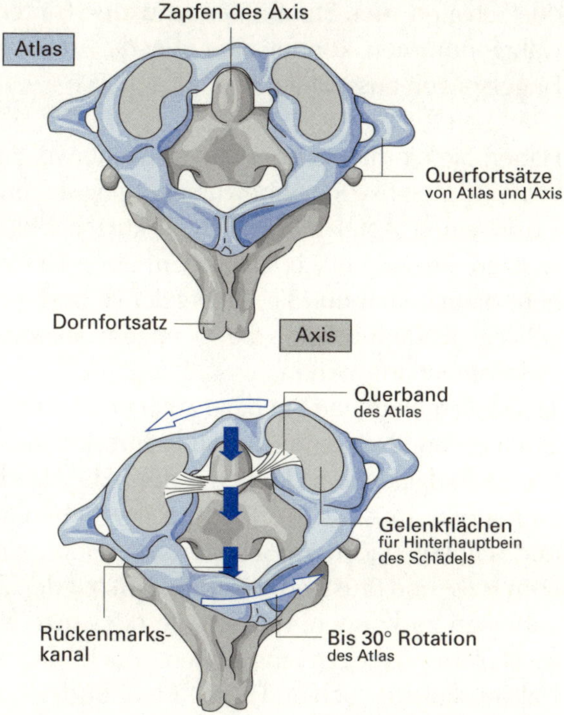

Abb. 3 Die ersten beiden Halswirbel: Atlas und Axis

langen Lebens immer wieder zu Verschiebungen des Atlas kommen und damit zu einer so genannten neurogenen Überreizung, bei der dort austretende Nerven und die Blutversorgung des Kopfes beeinträchtigt werden. Über 20 Muskeln sind daran beteiligt, die ersten zwei Wirbel sicher in einer entspannten Position zu halten oder sie sogar zu bewegen.

An den Kreisbewegungen des Kopfes sind alle Halswirbel beteiligt. Insbesondere wenn die oberen Segmente der Halswirbelsäule nicht mehr voll beweglich sind und die Muskulatur von Nacken und Schultern verspannt ist, gehen von dort Schmerzen aus. Sie werden vor allem als Kopfschmerzen im Bereich der Stirn,

An den Kreisbewegungen des Kopfes sind alle Halswirbel beteiligt

der Schläfen, der Stirnhöhlen und des Hinterkopfes wahrgenommen, können aber über die Arme bis in die Fingerspitzen ausstrahlen.

Haben Sie einmal darüber nachgedacht, welche Muskeln und Gelenke Sie unbewusst in Gang setzen, wenn Sie in einen Apfel beißen?

Haben Sie einmal darüber nachgedacht, welche Muskeln und Gelenke Sie unbewusst in Gang setzen, wenn Sie in einen Apfel beißen? Nach kurzer Überlegung werden Sie vermutlich sagen: Um abbeißen zu können, brauche ich nur die Kiefergelenke und die dazugehörigen Kaumuskeln, die in engem anatomischen Zusammenhang stehen.

Tatsächlich brauchen Sie dazu auch noch die gesamte Schulter- und Nackenmuskulatur samt Halswirbel- und Brustwirbelgelenken. Um den Apfel in der Hand halten zu können, müssen Sie den Arm erst heben, der mit der Schulter und dem Schulterblatt seinen Ursprung vom Hals- und Brustwirbel nimmt. Um mit den Zähnen zubeißen zu können, müssen Sie die ganze Nackenmuskulatur dagegen anspannen. Auch die vordere Halsmuskulatur, Schlund und Mundboden mit der Zunge und nicht zuletzt die mimische Gesichtsmuskulatur spielen eine Rolle in diesem komplexen, aber alltäglichen Akt. Über die Augen müssen Sie schauen, wo Sie hinbeißen möchten; über das Gleichgewichtsorgan den Neigungswinkel des Kopfes vor und zurück, nach rechts oder links kontrollieren. So komplex ist die Muskelbeteiligung allein beim Abbeißen und Kauen. Was dann später beim Schluckakt noch alles passiert, erspare ich Ihnen, denn es würde den Rahmen dieses Buches sprengen. Zur Illustration ein Beispiel, das Sie täglich beobachten können, wenn ein Spaziergänger versucht, seinem Hund das Lieblingsspielzeug aus dem Maul zu ziehen. Sie werden sehen: Der ganze Körper des Hundes ist angespannt bis zur Schwanzspitze.

Daran erkennen wir, dass der Kiefer bzw. die Zähne mit dem gesamten Körper verbunden ist (nicht nur beim Hund, sondern auch beim Menschen).

Die *Brustwirbelsäule* wird von zwölf Wirbeln gebildet (Th1 bis Th12; »Th« steht für das griechische Wort »thorax«, das den Brustraum bezeichnet). Sie ist leicht nach hinten gewölbt wie bei unseren vierbeinigen Ahnen. Die Brustwirbel sind aus zwei Gründen weniger anfällig für Veränderungen: Zum einen, weil sie als Bestandteil eines statisch festen Gebildes, nämlich des Brustkorbs, besonders geschützt sind, zum anderen, weil sie durch die leichte rhythmische Dehnung des Brustkorbs bei der Atmung ständig in Bewegung gehalten werden. Dennoch können auch hier Verschiebungen vorkommen, die insbesondere in Kombination mit Verschiebungen von Halswirbeln mit Verspannungen und Schmerzen im gesamten Bereich von Nacken, Schultergürtel, Armen und Rücken zusammenhängen.

Die Brustwirbel sind weniger anfällig für Veränderungen

Die *Lendenwirbelsäule* besteht aus fünf Wirbeln mit den Bezeichnungen L1 bis L5 (»L« ist der Anfangsbuchstabe des lateinischen Wortes »lumbus« für Lende). Sie ist beim gesunden Menschen nach vorn gewölbt, was von der allmählichen Aufrichtung unserer Urahnen herrührt. Der Übergang vom Becken zur Lendenwirbelsäule war davon am stärksten betroffen. Die Wölbung verstärkt sich, wenn die Bauch- und Rückenmuskulatur mit den zugehörigen Bändern durch Überlastung geschwächt wird. Dies kann beispielsweise bei Frauen nach einer Entbindung sowie nach Bauchoperationen auftreten. Schiefstände des Beckens bei unterschiedlich langen Beinständen werden besonders im Bereich der Lendenwirbel durch

Die Lendenwirbelsäule ist beim gesunden Menschen nach vorn gewölbt

eine seitliche Skoliose-Krümmung korrigiert. Sie ist mit ungleicher Entwicklung der Rückenmuskulatur und Verspannungen verbunden, die früher oder später zu Rückenschmerzen führen.

Das *Kreuzbein* besteht aus den fünf Wirbeln S1 bis S5 (»S« steht für »sacrum«, was so viel wie Kreuz bedeutet), die zusammengewachsen sind. Auf ihm ruht die gesamte Wirbelsäule. Es ist zu beiden Seiten durch Gelenke und Bänder mit den Beckenschaufeln verbunden und stellt über die Hüftgelenke die Verbindung zu den Beinen her.

Zum *Steißbein* sind zwei bis drei rückgebildete Schwanzwirbel verschmolzen. Es bildet den unteren Abschluss der Wirbelsäule und ist auch Bestandteil des Beckens.

Die beteiligten Elemente als mögliche Schwachstellen

Die elastischen und druckfesten Bandscheiben spielen eine zentrale Rolle für die Funktionen der Wirbelsäule und für das Verständnis der Ursachen für Kopf- und Rückenschmerzen

Die elastischen und druckfesten *Bandscheiben* spielen eine so zentrale Rolle für die Funktionen der Wirbelsäule und für das Verständnis der Ursachen für Kopf- und Rückenschmerzen sowie für Schmerzen an davon weit entfernten Stellen, dass wir sie im nächsten Abschnitt ausführlicher behandeln werden.

Die beweglichen Wirbel sind über die *Wirbelgelenke* (siehe Abb. 4) miteinander verbunden, die zusammen mit den Quer- und Dornfortsätzen eine Art Verzahnung der einzelnen Wirbel bilden. Ebenso wie die Gelenke in Armen und Beinen sind sie von einer Kapsel umschlossen, besitzen einen Knorpelbelag und benötigen Gelenkschmiere, um bestmöglich in Bewegung

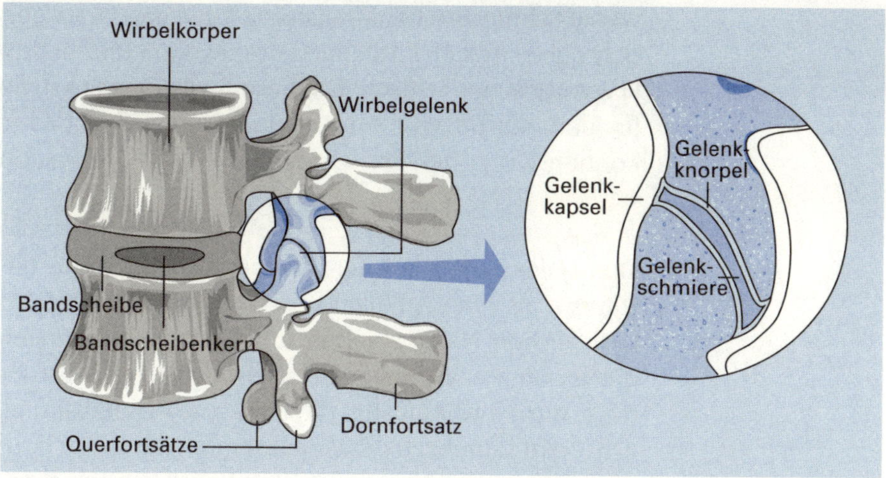

Abb. 4 Wirbel, Bandscheibe und Wirbelgelenke

aneinander vorbeigleiten zu können. Dieser lebenswichtige zähflüssige Film steht jedoch nur dann ausreichend zur Verfügung, wenn die Wirbelgelenke regelmäßig bewegt werden. Sind sie ruhig gestellt, versiegt die Produktion von Gelenkschmiere. Dauert dieser Zustand lange Zeit an, lassen sich die Gelenke nur noch mühsam und mit Aufwand bewegen. Knorpelabbau und Rückenschmerzen gehören dann zum Alltag.

Bei ruhig gestellten Wirbelgelenken: Knorpelabbau und Rückenschmerzen gehören dann zum Alltag

Zwei starke, elastische *Längsbänder* überziehen alle Wirbel auf der Bauch- und auf der Rückenseite. Es sind sehr widerstandsfähige Stränge aus Fasergewebe, die neben der Halt- und Stützfunktion zwei weitere wichtige Aufgaben erfüllen: Sie enthalten so genannte Rezeptoren, die zum einen die Lage des Körpers überwachen, die so genannten Propriorezeptoren, zum anderen die Wirbelsäule vor einer Überdehnung schützen, die so genannten Schmerzre- oder Nozizeptoren. Während im Bereich des ersten Halswirbels nur sehr wenig Schmerzempfindungsrezeptoren liegen, steigert sich deren Anzahl im Bereich des zweiten und dritten Halswirbels beträchtlich. Da diese Stelle eine Engstelle für den Austritt von Nerven und Blutgefäßen bildet, können wir ermessen, wie empfindlich diese Region ist.

Die *Haltemuskulatur* der Wirbelsäule ist dazu bestimmt, als eine Art natürliches Korsett den Wirbeln zusätzlichen Halt zu geben und kleine Bewegungen der gesamten Wirbelsäule zu ermöglichen. Es ist jedoch nicht ihre Aufgabe, die aufrechte Körperhaltung, z. B. beim Laufen, zu erhalten oder den Rumpf zu beugen oder zu strecken. Das leisten Bauch- und Rückenmuskulatur.

Funktionen der Wirbelsäule

Der anatomische Aufbau der Wirbelsäule ist die Voraussetzung dafür, dass sie drei wichtige *Funktionen* erfüllen kann:

Stütz- und Tragefunktion für Kopf, Rumpf und Arme

- Eine *Stütz- und Tragefunktion* für Kopf, Rumpf und Arme sowie für das, was der Mensch sich sonst noch auflädt, von leichten Taschen bis zu schwersten Lasten. Für die Abfederung der Belastungen sorgen die Doppel-S-Krümmung der Wirbelsäule und die Bandscheiben. Vom Kreuzbein werden sie über das Becken auf die Beine übertragen. Störungsfrei geht das nur, wenn der Schwerpunkt des Oberkörpers genau über den Beinen gehalten wird. Fehlhaltungen führen zu Verspannungen und Schmerzen (siehe S. 57).

Bewegungsfunktion

- Eine *Bewegungsfunktion*, die es dem Menschen ermöglicht, beim Laufen den Oberkörper durch Pendelbewegungen im Gleichgewicht zu halten sowie ihn im Stand weit nach rechts und links zu drehen und nach vorne und hinten zu beugen. Hinzu kommt, dass die Beweglichkeit der Brustwirbelsäule eine wichtige Voraussetzung bildet für die Beweglichkeit der Rippen als einer Voraussetzung für optimale Atmung und Herztätigkeit. Einschränkungen der Beweglichkeit sind deutliche Zeichen für natürliche Degeneration oder akute Schäden an der Wirbelsäule.

Schutzfunktion für das Rückenmark

- Eine *Schutzfunktion* für das Rückenmark, das im so genannten Wirbelkanal verläuft, der von den Knochenspangen an den Wirbelkörpern gebildet wird. Das Rückenmark entspringt dem Stammhirn und reicht vom ersten Halswirbel bis etwa zu den Lendenwirbeln L2 bis L3. Wird es auf irgendeine Weise mechanisch beeinträchtigt, resultieren daraus vielfältige Schmerzen.

Die Bedeutung der Bandscheiben

Eine wichtige Rolle für die Funktionstüchtigkeit der Wirbelsäule spielen die *Bandscheiben.* Zwischen den Wirbeln von C2 bis S1 liegt jeweils eine der runden bis ovalen Scheiben, insgesamt sind es 23. Sie bestehen aus einem festen Faserring, der einen wasserreichen Gallertkern enthält. Sie lassen sich am anschaulichsten mit wassergefüllten, flach gedrückten Gummibällchen vergleichen.

Die Funktion der Bandscheiben

Die Bandscheiben haben zwei wichtige Funktionen: *Erstens* stellen sie die elastische Verbindung zwischen den Wirbelkörpern her und ermöglichen dadurch eine optimale Beweglichkeit der gesamten Wirbelsäule, was ebenfalls eine sehr wichtige indirekte unterstützende Wirkung auf die Herzfunktion hat. Die freie bzw. leichtere Beweglichkeit des Brustkorbes schafft mehr Platz für Lunge und Herz und erleichtert damit indirekt die Atmung und die Herztätigkeit.

Zweitens werden von den Bandscheiben Belastungen, welche die Wirbelsäule treffen, aufgefangen und gleichmäßig verteilt. Diese Belastungen können erheblich sein. Bereits nach einem Sprung aus nur 50 cm Höhe müssen die Bandscheiben beim Aufprall der Füße auf dem Boden das Sechsfache des Körpergewichts verkraften.

Die Belastbarkeit der Bandscheiben ist zwar groß, aber nicht unendlich. Vor allem plötzlich impulsartig einwirkende Kräfte können sie überfordern und verletzen

Die Belastbarkeit der Bandscheiben ist zwar groß, aber nicht unendlich. Vor allem plötzlich impulsartig einwirkende Kräfte können sie überfordern und verletzen.

Da die Bandscheiben nicht mit Blutgefäßen versorgt werden, führt die rhythmische Belastung beim Laufen und Turnen über Druck- und Saugvorgänge zu einem Austausch der Atemgase sowie von Nähr- und Abfallstoffen aus der umgebenden Lymphflüssigkeit. Dies ist für die Gesunderhaltung der Bandscheiben unerlässlich. Bei Bewegungsmangel ist dieser Austausch stark eingeschränkt, der Faserring verliert Festigkeit und Elastizität, der Gallertkern Flüssigkeit. Die Bandscheiben werden flacher und damit wird die Wirbelsäule steifer und kürzer, d. h. ältere Menschen werden kleiner.

Am frühesten und am stärksten sind von solchen Degenerationsprozessen jene Bandscheiben betroffen, die den größten Belastungen ausgesetzt sind. Das sind vor allem diejenigen zwischen den unteren Lendenwirbeln L4 und L5 und dem ersten Sakralwirbel S1.

Weiter sind es die Bandscheiben zwischen den Nackenwirbeln C4, C5 und C6. Die Bandscheiben zwischen den übrigen Wirbeln verschleißen nicht so leicht. Die Auswirkungen einer Bandscheiben-Degeneration erfassen das gesamte Bewegungssegment, zudem die Wirbelgelenke, die Bänder und Muskeln sowie die dort verlaufenden Nerven, Blut- und Lymphgefäße gehören.

Schäden und ihre Folgen

Ein *Bandscheibenschaden* kann unangenehme und schmerzhafte *Folgen* haben:

Ein Bandscheibenschaden kann unangenehme und schmerzhafte Folgen haben

Die Bandscheibe büßt an Elastizität ein, sodass auf die Wirbelsäule einwirkende Stoßkräfte nicht mehr so gut abgefangen werden können.

Das Gewebe der Bandscheibe verliert an Festigkeit, sodass es schleichend oder beim Bücken oder Drehen unter Belastung zu einer Vorwölbung (Protusion) oder zu einem Vorfall (Prolaps) des Gallertkerns kommen kann (siehe Abb. 5). Drückt dieser massiv auf austretende Nerven, verursacht dies starke Schmerzen. Ge-

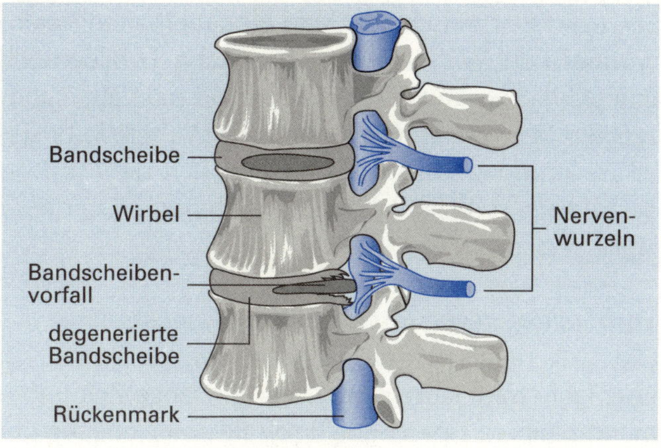

Abb. 5 Ein Bandscheibenvorfall führt zu Druck auf die Nervenwurzeln

Wird die Vorwölbung oder ein akuter Vorfall der Bandscheibe nicht angemessen behandelt, entwickeln sich daraus Folgeschäden

schieht das im Bereich der Lendenwirbelsäule, so ist in der Regel der Ischiasnerv davon betroffen, und es entsteht eine Ischialgie mit Ausstrahlung der Schmerzen bis in den Fuß hinein. Wird die Vorwölbung oder ein akuter Vorfall der Bandscheibe nicht angemessen behandelt, entwickeln sich daraus Folgeschäden, welche die Degeneration erheblich beschleunigen. So kann der vorgewölbte Teil der Bandscheibe sogar verknöchern, er kann sich mit dem Wirbelkörper verbinden und die Beweglichkeit der Wirbelsäule beträchtlich einschränken.

Mit der Schrumpfung verliert die Bandscheibe an Höhe, sodass der Raum zwischen den Wirbelkörpern schmaler wird und vom Rückenmark austretende Nerven beeinträchtigt werden können. Gleichzeitig kommt es zu einer Überlastung der Wirbelgelenke und deren Knorpel wird vorzeitig verschlissen. Der Zusammenhalt der Wirbel lockert sich bzw. versteift. Dies bedingt Dauerschmerzen, die oft als altersbedingt bezeichnet werden. Bei fortgeschrittener Schrumpfung reiben die Wirbelkörper mit ihren Rändern bei Bewegungen aneinander, was Schmerzen verursacht, die Beweglichkeit einschränkt und zu dauerhaften Veränderungen der Wirbelkörper führen kann. Es bilden sich unregelmäßige Verknöcherungen, die man als »Randzacken« bezeichnet. Erst wenn zwei Wirbelkörper stabil zusammengewachsen sind und sich die Muskeln darauf eingestellt haben, können Schmerzen an dieser Stelle verschwinden.

Vorbeugung gegen Bandscheiben-Degeneration

Die Degeneration der Bandscheiben erstreckt sich über Jahre bzw. Jahrzehnte und kann lange Zeit unbemerkt bleiben. Eine geringfügige Beeinträchtigung der

Wirbelgelenke durch einen Unfall beschleunigt die altersbedingte Bandscheiben-Degeneration und ebenso eine Osteoporose der Wirbel. *Bewegung* ist die beste Prophylaxe, und zwar von Jugend an. Spätestens aber ab dem 40. Lebensjahr – mit oder ohne Beschwerden – sollten Sie sich täglich strecken bzw. die im hinteren Teil des Buches beschriebenen Van-dong-Übungen machen, damit Sie möglichst lange beweglich und schmerzfrei bleiben und nicht einen altersbedingten Rundrücken wie in Abb. 2b (siehe S. 57) bei sich zu sehen bekommen. Positive Beispiele, wie wichtig das tägliche Strecken und Bewegen ist, haben Sie vor Augen, wenn Sie z. B. Tänzerinnen betrachten. Auch wenn sie älter werden, halten sie sich noch kerzengerade. Von früh bis spät Sitzen ist in der Evolution des Menschen zweifellos eine sehr »junge« Verhaltensweise, die sehr bewusst durch richtige Haltung und Bewegung »wirbelsäulenfreundlich« gestaltet werden sollte (siehe S. 152). Jahrtausende hat der Mensch gebraucht, um gehen zu lernen. Wie lange wird er wohl brauchen, um richtig sitzen zu lernen?

Jahrtausende hat der Mensch gebraucht, um gehen zu lernen. Wie lange wird er wohl brauchen, um richtig sitzen zu lernen?

Neuromuskuläre und vegetative Zusammenhänge

Zentralnervensystem und periphere Nerven

Das Rückenmark bildet zusammen mit dem Gehirn das Zentralnervensystem, von dem aus Nerven zu den übrigen Organen des Körpers ziehen.

Aus der Schädelbasis treten *Gehirnnerven* aus. Aus dem *Rückenmark* treten jeweils zwischen zwei Wirbeln links und rechts die *Rückenmarksnerven* aus und verzweigen sich im Körper (siehe Abb. 6).

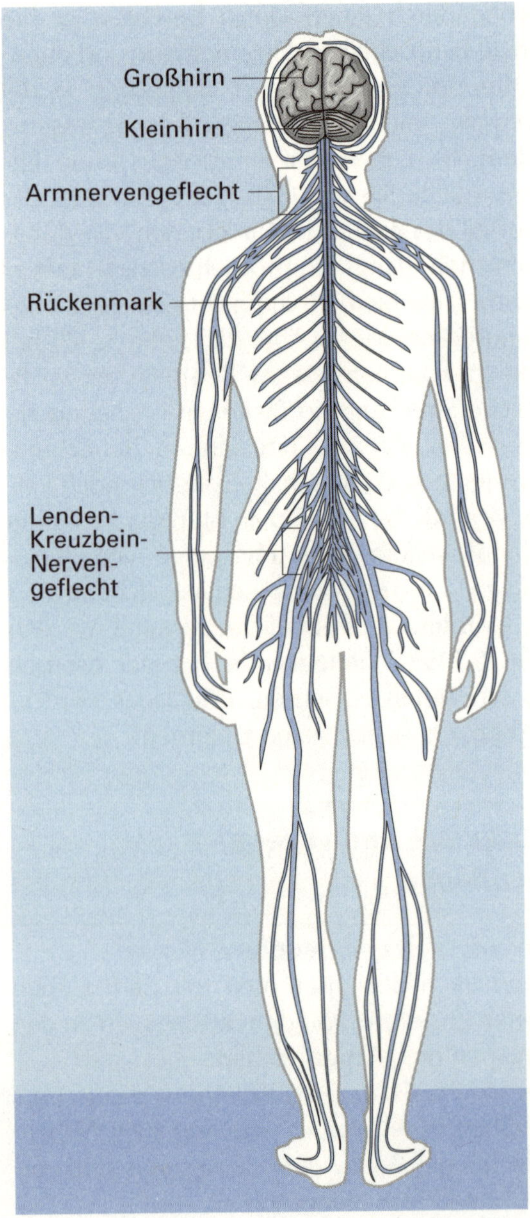

Abb. 6 Gehirn, Rückenmark und periphere Nerven

Nerven, die aus der Halswirbelsäule austreten, verlaufen in Richtung Kopf, Schultern, Rücken, Arme und Finger; Nerven aus der Brustwirbelsäule ziehen in den Brustkorb, in Schultern und Arme, zum Teil auch in den Rumpf bis zum Becken, und die Nerven aus der Lendenwirbelsäule versorgen den Beckenbereich, Beine und Füße. Insgesamt sind es 31 Nervenpaare, die über das Rückenmark eine Verbindung zwischen Gehirn und Körper herstellen. Der Informationsfluss verläuft in den aus dem Rückenmark austretenden »gemischten« Nerven in beiden Richtungen über zwei Sorten von Nervenfasern: Von der Großhirnrinde gehen »motorische« Befehlsnervenfasern an die Körpermuskulatur und steuern bewusste Bewegungen. Vom Klein- und Stammhirn sowie vom Rückenmark gehen motorische Befehlsnerven für unbewusste Bewegungen zur automatischen Regelung von Muskelspannung, Körperhaltung und Bewegung aus. Umgekehrt werden von den Sinnesorganen, der Haut, den Muskeln, Sehnen und Gelenken und von den inneren Organen Informationen durch »sensible« oder »sensorische« Empfindungsnerven ins Gehirn übertragen. Diese Nerven dienen der bewussten Wahrnehmung von Reizen und von Schmerzen aus diesen Bereichen in der Großhirnrinde, aber auch der unbewussten Informationsverarbeitung im Kleinhirn, im Stammhirn und im Rückenmark.

Insgesamt sind es 31 Nervenpaare, die über das Rückenmark eine Verbindung zwischen Gehirn und Körper herstellen

Vegetatives oder autonomes Nervensystem

In enger Verbindung mit der Wirbelsäule steht auch das vegetative Nervensystem. Es steuert unabhängig vom Willen selbsttätig (autonom) wichtige Funktionen der inneren Organe über Befehlsnerven, von Herzschlag und Atmung bis hin zu Darmtätigkeit und Bla-

In enger Verbindung mit der Wirbelsäule steht auch das vegetative Nervensystem senschließfunktion, versorgt die gesamte Haut und enthält auch sensorische Nerven (siehe Abb. 7).

Das vegetative Nervensystem besteht aus zwei Teilen, die größtenteils als Gegenspieler agieren. Den einen bildet der *Parasympathikus,* dessen Aktivität für Schonung, Erholung und Verdauung sorgt. Seine Nerven treten aus dem Stammhirn im Schädel und aus dem Kreuzbein aus. Am wichtigsten ist der sich weit in den Körper verzweigende *Vagus-Nerv* (das lateinische Wort »vagus« bedeutet umherschweifend). Er entspannt die Haut, beruhigt die Herztätigkeit und regt die Verdauung in Magen und Dünndarm an. Als Gegenspieler wirkt der *Sympathikus,* dessen Aktivität die Leistungsfähigkeit des Körpers für Arbeit und Kampf erhöht. Er verläuft als »Grenzstrang« zu beiden Seiten der Wirbelsäule. Seine Ganglien mit den Zellkörpern der Nervenfasern sind untereinander sowie über das Rückenmark mit dem Gehirn verbunden. Seine zu den inneren Organen ziehenden Nervenfasern steigern z. B. die Herztätigkeit und drosseln die Magen- und Darmtätigkeit. Während der Vagus unabhängig von der Wirbelsäule verläuft, kann der Sympathikus dagegen sehr wohl durch Schädigungen der Wirbelsäule mechanisch beeinträchtigt werden. Dies ist öfter der Fall, als man für gewöhnlich annimmt, sodass man mit Fug und Recht sagen kann, dass der Zustand der Wirbelsäule indirekt alle Lebensfunktionen beeinflusst, unter anderem auch Kreislauf, Verdauung, Stuhlgang, Wasserlassen und sogar Geschlechtsverkehr.

Während der Vagus unabhängig von der Wirbelsäule verläuft, kann der Sympathikus dagegen sehr wohl durch Schädigungen der Wirbelsäule mechanisch beeinträchtigt werden

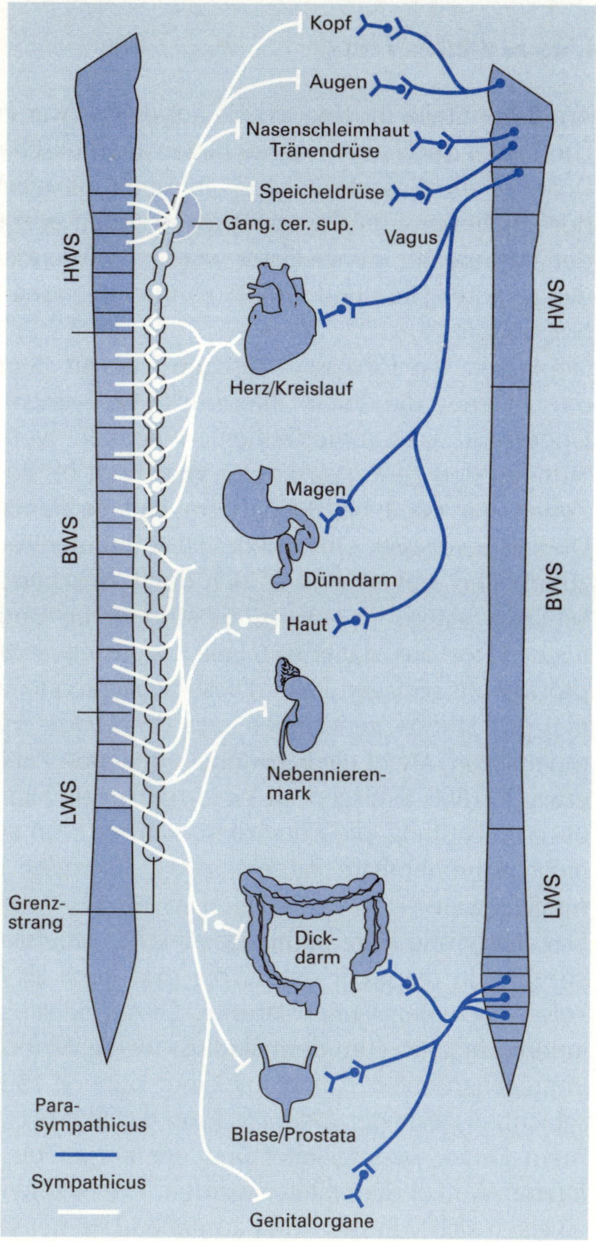

Abb. 7
Vegetatives Nervensystem

Das »zweite« Herz

An dieser Stelle möchte ich Sie auf einen zwar einfachen, aber doch so enorm wichtigen anatomisch-physiologischen Zusammenhang aufmerksam machen, der uns bei unserer therapeutischen Arbeit bezüglich der Wirbelsäule immer klarer wurde: Wir nennen es das »zweite« Herz und wollen es im Folgenden kurz begründen.

Das Herz ist sozusagen eine Art »Muskelmaschinerie«

Sie wissen, das Herz ist sozusagen eine Art »Muskelmaschinerie«, die durch Unterdruck (Ausdehnen) und Überdruck (Zusammenziehen) innerhalb von 24 Stunden den gesamten Körper vom Kopf bis zu den Zehen mit 6000 bis 8000 Litern Blut in ständigem Durchlauf versorgt. Obwohl das Herz ununterbrochen zu arbeiten scheint, ruht es sich doch zwischen zwei Schlägen jeweils für etwa 0,2 Sekunden aus. Und das reicht schon aus, damit es tagein, tagaus etwa 70-mal pro Minute schlagen kann. Diese Schlagfrequenz 60-mal pro Stunde genommen und das Ganze mit 24 multipliziert, ergibt die Schwindel erregende Zahl von etwa 100 800 Schlägen an einem einzigen Tag! Eine enorme Leistung, die ohne diese winzige, von außen nicht wahrnehmbare Pause von 0,2 Sekunden nicht möglich wäre.

Das faustgroße Herz pumpt das frische, sauerstoffreiche Blut in die große Aorta, die man auch als Muskelschlauch bezeichnen könnte. Dieser Schlauch ist innen sehr glatt – um dem Blutfluss wenig Widerstand entgegenzusetzen – und mit einer dünnen Muskelschicht ausgekleidet. Dadurch kann das Blut mit enormem Druck weitergeleitet und der Körper bis zum letzten Winkel durchblutet werden. Die Arterien verzweigen sich von der Aorta ausgehend immer weiter und feiner, bis zu den so genannten Kapillaren. Diese wiederum berühren sich mit den feinsten Gefäßen der Venen. In den Venen fließt das Blut wieder in die andere Richtung, nämlich zum Herzen zurück. Die Venen besitzen nur eine schwache Muskelschicht, dafür aber Klappensysteme, die dafür sorgen, dass das Blut immer nur in eine Richtung fließt.

Führt man sich das faustgroße Herz vor Augen, kann man sich leicht vorstellen, dass noch andere »Hilfseinrichtungen« vorhanden sein müssen, um die lebendige Masse eines Körpers von im Durchschnitt etwa 60–120 kg etwa 90 Jahre lang tagtäglich mit lebenswichtigem Blut zu versorgen. Und diese »herzunterstützende Einrichtung« gibt es wirklich! Dieses so genannte »zweite« Herz sitzt in den Wirbelgelenken. Sind Gelenke und Muskeln gesund, entsteht durch einfache Bewegung und Streckung des Körpers jeweils ein Unterdruck (Vakuum) und beim Nachlassen der Streckung oder bei Erschlaffung ein Überdruck. Diese Druckänderungen sind vergleichbar mit denen des Herzens. Es handelt sich gewissermaßen um eine zweite Pumpe, die die örtliche Nahrungszufuhr für Bandscheiben, Gelenke, Knochen und Muskeln unterstützt. Beim Strecken wird Flüssigkeit mit Nährstoffen angesaugt, beim Erschlaffen der Muskeln Flüssigkeit mit Schlackenstoffen hinausgepumpt! Diese minimale, aber ständige Rhythmik und damit indirekte Unterstützung des Herzens durch die Gelenke der Wirbelsäule sollte ein Leben lang vorhanden sein. Wenn die Gelenke durch Unfall (gewaltsame Verschiebung, monotone Fehlbelastung) bzw. Mangel an Bewegung diese Unterstützung nicht mehr gewährleisten können, dann ist die logische Folge davon eine Unterversorgung dieser Region. Dies ist ein sehr langsamer Vor-

Dieses so genannte »zweite« Herz sitzt in den Wirbelgelenken

Beim Strecken wird Flüssigkeit mit Nährstoffen angesaugt, beim Erschlaffen der Muskeln Flüssigkeit mit Schlackenstoffen hinausgepumpt!

gang, der sich über Jahre bzw. Jahrzehnte erstreckt und praktisch unbemerkt verläuft. So schreitet die verminderte Durchblutung bzw. Versorgung der betroffenen Segmente unaufhaltsam fort und begünstigt dadurch die so genannte altersbedingte Degeneration und Osteoporose. Sie sollten sich daher spätestens ab dem 40. Lebensjahr täglich strecken bzw. die ab Seite 132 beschriebenen Van-dong-Übungen machen, damit Sie nicht einen Rundrücken wie in Abbildung 2b auf Seite 57 bei sich zu sehen bekommen.

5 Die Wirbelsäule als Ursache von Beschwerden

Die wichtigsten Ursachen für Kopf- und Rückenschmerzen, aber auch von Schmerzen an entfernt liegenden Organen, die primär von Störungen der Wirbelsäule verursacht werden, sind vielfältig. Nachstehend ein zusammenfassender Überblick:

Veränderungen der Wirbelsäule

Entzündungen der Wirbelgelenke und der Knochenhaut

Entzündungen der Wirbelgelenke sowie der Knochenhaut auf den Dorn- und Querfortsätzen der Wirbel, wo die Sehnen der Skelettmuskulatur ansetzen, werden deutlich als Schmerzen an der Wirbelsäule empfunden. Sie werden durch Druck mit dem Finger verstärkt und können auf diese Weise leicht an der Stelle ihres Entstehens lokalisiert werden. Sie stehen häufig in Zusammenhang mit einer Degeneration der Bandscheiben und sind z. B. eine generelle Ursache von Nacken- und Rückenschmerzen.

Entzündungen der Wirbelgelenke werden deutlich als Schmerzen an der Wirbelsäule empfunden

Druck auf Nervenwurzeln im Bereich der Wirbel und die Folgen

Durch eine *Bandscheibenvorwölbung* bzw. einen *-vorfall* (siehe Abb. 5 auf S. 67) oder durch eine seitli-

Schmerzen werden in der Regel nicht oder nicht nur an der Stelle ihres Entstehens, sondern in jenen Organen wahrgenommen, zu denen die an der geschädigten Stelle austretenden Nerven führen

che *Wirbelverdrehung* kann Druck auf Nervenwurzeln ausgeübt werden, deren Bahnen in die Peripherie ziehen. Die dabei entstehenden Schmerzen werden in der Regel nicht oder nicht nur an der Stelle ihres Entstehens, sondern in jenen Organen wahrgenommen, zu denen die an der geschädigten Stelle austretenden Nerven führen. Dadurch ist es häufig möglich, von dem Ort und der Art der Schmerzen deren Quelle an einer bestimmten Stelle der Wirbelsäule zu vermuten. Einige Beispiele mögen dies verdeutlichen:

Wichtig: Ort und Art der Schmerzen weisen auf eine Quelle an einer bestimmten Stelle der Wirbelsäule hin

- *Chronische Müdigkeit und Drehschwindel* können als Folge von Verspannungen des Atlas C1 auftreten.
- *Hörschäden und Tinnitus* (Ohrgeräusche) können auf Veränderungen im Bereich des Halswirbels C2 beruhen.
- *Halbseitige Gesichtslähmung* (Facialis-Lähmung) hat mit C3 zu tun.
- *Schmerzen an der Innenseite des Oberarms und Ellbogens* deuten auf Störungen im Bereich der Halswirbel C5 und C6 hin.
- *Einschlafen und Kribbeln* des Daumens verweist auf C6, des Mittelfingers auf C7, des Ringfingers und des kleinen Fingers auf C8, des kleinen Fingers allein auch auf den ersten Brustwirbel Th1.
- *Schmerzen an der Außenseite des Ellenbogens und der Schulter* können auf Störungen im Bereich von Th1 bis Th3 zurückgehen.
- *Kopfschmerzen und* selbst *Migräne* können mit Veränderungen im Bereich der ersten beiden Halswirbel, Atlas und Axis, und der Brustwirbel Th3 bis Th4 in Zusammenhang gebracht werden, wie auf Seite 87 noch näher ausgeführt wird.
- Selbst *Herzschmerzen* können mitunter auf Verände-

rungen der Halswirbel C3 bis C5 und der Brustwirbel Th1/Th2 zurückgeführt werden.

Zusammenhang zwischen Herzbeschwerden und Wirbelsäulenveränderungen bislang wenig bekannt

Da besonders der Zusammenhang zwischen Herzbeschwerden und Wirbelsäulenveränderungen bislang wenig bekannt ist, möchte ich an dieser Stelle eine *Eigenerfahrung* einfügen:

Fallgeschichte: »Herzattacke«?

Heute weiß ich, dass man im Bett – wenn überhaupt – nur aufrecht sitzend lesen sollte. Doch vor vier Jahren hatte ich beim Lesen im Bett mit einer seitlich verdrehten Kopfhaltung ein beunruhigendes Erlebnis: Ich verspürte plötzlich ein sehr unangenehmes Stechen, einen dumpfen Schmerz in meiner Herzgegend und dachte schon an einen Herzinfarkt. Beunruhigt, ohne meine Frau zu wecken, ging ich mir ein Glas Wasser holen. In dem Moment, in dem ich aufstand und in die Küche ging, war der Schmerz weg. Da ich zwei Jahre lang weiter nichts mehr spürte, gerieten das Ereignis und die damit verbundene Angst in Vergessenheit.

Vor zwei Jahren erlebte ich im Skiurlaub beim Lesen im Hotelbett erneut eine »Herzattacke« und dachte, dass ich es vermutlich beim Skifahren übertrieben hätte. Nachdem die Schmerzen rasch wieder verschwunden waren, hatte ich auch diese »Warnung« bald wieder vergessen.

Im April 2002 hatte ich schließlich nach einem Besuch bei Freunden in Düsseldorf auf der Heimfahrt meiner Frau das Steuer übergeben und mich auf den Beifahrersitz bequem zum Schlafen gelegt. Ich war sofort tief eingeschlafen. Nach einer Dreiviertelstunde wachte ich mit der mir nun schon bekannten »Herzattacke« auf. In diesem Moment endlich erahnte ich die Ursachen meiner Beschwerden.

Ich testete die Vermutung aus. Heute kann ich durch

eine bestimmte Lage mit verdrehtem Kopf und Oberkörper in 15 Minuten diese Herzschmerzen auslösen.

An die Hals- und Brustwirbelsäule als Ursache von Herzbeschwerden zu denken, ist den Herzspezialisten nicht geläufig

Aus der Anatomie ist zwar bekannt, dass der »Zwerchfellnerv«, der im Bereich der Halswirbel C3 bis C5 austritt, mit einem Ast zum Herzen zieht und dass auch Nerven, die bei den obersten Brustwirbeln austreten, mit Nervenästen zum Herzen gelangen, aber an die Hals- und Brustwirbelsäule als Ursache von Herzbeschwerden zu denken, ist den Herzspezialisten nicht geläufig.

So mancher Herzpatient mit ähnlichen Beschwerden in vergleichbaren Situationen wie beschrieben hätte wohl auf teure Untersuchungen mit glücklicherweise negativem Ergebnis verzichten können, wenn auf eine mechanische Störung der Hals- und Brustwirbelsäule geachtet worden wäre. Ähnliche Zusammenhänge gelten auch für verschiedene andere Beschwerdebilder:

Beschwerden, deren Ursache häufig falsch diagnostiziert wird

- Schmerzen, die auf Veränderungen im Bereich von Th6 bis Th10 beruhen, werden häufig fälschlicherweise subjektiv als Rückenschmerzen interpretiert, obwohl tatsächlich Nierenprobleme wie z. B. Nierensteine vorliegen.
- Hüftschmerzen können auf Schädigungen im Bereich der Lendenwirbel L1, Schmerzen in der Pobacke auf S1 und Schmerzen im Oberschenkel und am Knie auf L3 zurückgeführt werden.
- »Ischiasschmerzen« beruhen auf mechanischen Störungen der Austrittsstellen dieses Nerven im Bereich L4/L5/S1 wie auf Seite 27 näher beschrieben.
- Auch Hautpartien, die schmerzen, wenn der Arzt bei der Untersuchung die Haut faltet, können auf Störungen an bestimmten Stellen der Wirbelsäule hinweisen.

Druck auf Blutgefäße an der Wirbelsäule und die Folgen

Führt der Druck auf Nerven unmittelbar zu Schmerzen, so löst ein Druck auf Blutgefäße indirekt Schmerzen aus. Kommt es zu einer *Durchblutungsstörung* der Nacken- und Rückenmuskulatur, so reagieren diese Skelettmuskeln ähnlich mit Schmerzen wie Herzmuskeln bei einem Anfall von Angina pectoris, wenn es den Muskelzellen an Sauerstoff mangelt. Zudem kommt es zu Verspannungen, die ihrerseits die Blutzufuhr weiter drosseln – ein Teufelskreis.

Führt der Druck auf Nerven unmittelbar zu Schmerzen, so löst ein Druck auf Blutgefäße indirekt Schmerzen aus

Kommt es zu einer Durchblutungsstörung der Arterien, die in der Halswirbelsäule verlaufen, kann dies die Versorgung der Hirnhaut mit Sauerstoff beeinträchtigen und dadurch Kopfschmerzen auslösen.

Jetzt verstehen wir die zentrale Rolle der Wirbelsäule besser, und es ist klar geworden, dass nicht nur ein einzelner Wirbel, sondern die gesamte Wirbelsäule mit ihrem Umfeld behandelt werden muss. Dazu zählen gestörte Wirbel und Bandscheiben sowie verspannte Muskeln, welche Nerven beengen und die Blutversorgung beeinträchtigen, was zu Sauerstoffmangel und generell zu Schmerzen in den unterversorgten Gebieten führt.

Es muss die gesamte Wirbelsäule mit ihrem Umfeld behandelt werden

Muskelverspannungen

Die *Skelettmuskulatur* ermöglicht uns die verschiedenen Körperhaltungen und insbesondere die Bewegungen. Es gibt zwei Typen. Der eine Muskeltyp ist auf rasche, kurzfristige Kraftentfaltung spezialisiert. Er bildet insbesondere die von außen erkennbaren Muskel-

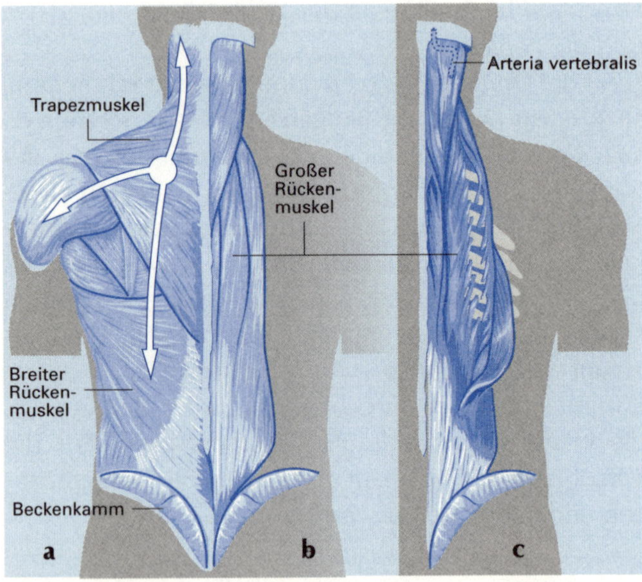

Abb. 8 Rückenmuskeln mit Schmerzdruckpunkt a oberflächlich; b tiefer; c noch tiefer

pakete. Der andere ist für ausdauernde Leistungen zuständig. Beide Muskeltypen bilden mit ihren Sehnen und den Gelenken ein Team, das harmonisch zusammenarbeiten muss (siehe Abb. 8).

Muskelverspannungen bei Fehlhaltung

Muskeln in der Nähe der Wirbelsäule verdienen im Zusammenhang mit der Körperhaltung eine besondere Aufmerksamkeit

Muskeln in der Nähe der Wirbelsäule verdienen im Zusammenhang mit der Körperhaltung eine besondere Aufmerksamkeit. Um das, worauf es dabei ankommt, zu verstehen, vergleichen Sie bitte das »Gewicht« Ihres Armes, wenn Sie ihn hängen lassen, mit dem, wenn Sie ihn waagrecht halten: Je weiter der Schwerpunkt des Armes vom Schultergelenk entfernt ist, desto »schwerer« wird er, d. h., umso größer wird nach dem Hebelgesetz der Kraftaufwand, ihn zu halten. Gleiches gilt für eine krankhaft veränderte Körperhaltung z. B. bei einem *Rundrücken,* wenn der Kopf nicht mehr in der Schwerpunkt-Ideallinie, sondern z. B. 7 cm davor getragen wird, wie in Abb. 9 dargestellt. Man kann sich ausrechnen, welche Zusatzbelastung dies für die Muskeln im Nacken und oberen Rückenbereich bedeutet – es handelt sich um Tonnen im Lauf von zehn Jahren – und man kann gut nachvollziehen, dass diese zu Verspannungen der Muskeln und ihrer Sehnen sowie zur Stauchung der Hals- und Brustwirbelsäule führt. Schmerzen sind unausbleiblich. Da die Erstursache des Rundrückens in kleinen Verschiebungen der Brustwirbel liegt, ist hier ein Teufelskreis am Werk, der rechtzeitig durch Behandlung und Übungen aufgebrochen werden muss. Ähnliches gilt bei starkem *Hohlkreuz* oder bei einer starken *Skoliose.*

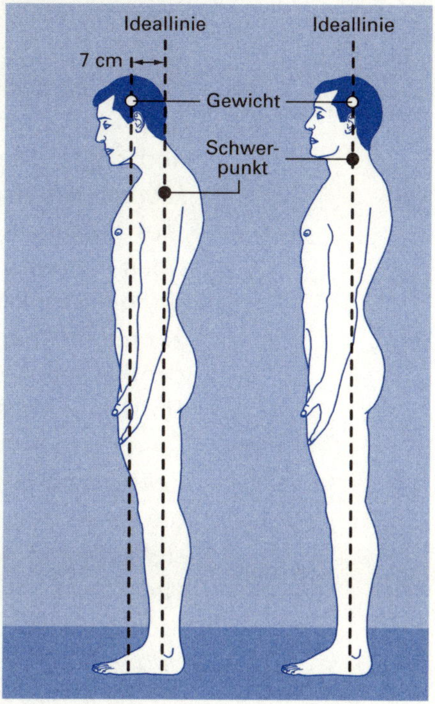

Abb. 9 Schwerpunkt-Verschiebung des Kopfes bei Rundrücken

Krafttraining hilft wenig

Viele Menschen glauben, dass sie durch *Krafttraining* auch ihren allgemeinen Zustand verbessern. Es *nützt aber nichts,* wenn man sich z. B. Oberschenkel- und Wadenmuskeln wie ein Skirennläufer antrainiert, aber im Kniegelenk Arthrose hat. Ähnliches gilt auch für die Nacken-, Brust- und Rückenmuskeln.

In der Tat kann man feststellen, dass z. B. geübte muskulöse Möbelpacker und durchtrainierte Leistungssportler durchaus unter den gleichen Beschwerden leiden wie eine schmächtige Bürokraft.

Unvergessen bleibt mir die Geschichte einer 1,60 m großen Direktionsassistentin mit 50 kg Körpergewicht, die mit gequältem Gesichtsausdruck zu mir kam, mit dem Zeigefinger auf ihre Lendenwirbelsäule deutete und sagte: »Hier, Herr Doktor, habe ich seit Monaten kaum noch zu ertragende Schmerzen. Ich bin bereit, alles zu tun, wenn nur diese Schmerzen aufhören.« Einen Arztbesuch hatte die Frau schon hinter sich, bevor sie zu mir kam. Man hatte die Stelle des größten Schmerzes mit mehreren Spritzen versorgt und für die Zukunft den Rat gegeben, Muskelaufbau zu treiben.
Ein starker Kontrast zu dieser Frau war ein 2 m großer Leistungssportler. Er hatte das, was moderne Fitness-Zeitschriften propagieren: einen Waschbrettbauch und die ideale »Strandfigur«. Er zeigte auf die gleiche Körperstelle, die ihm Schmerzen verursachte, wie die schmächtige Direktionsassistentin. Als an Training gewöhnter Mensch hatte er viele Wochen einfach weitertrainiert und gehofft, der Schmerz würde von alleine vergehen. Zu mir in die Sprechstunde kam er ebenfalls, nachdem er bereits von einem anderen Arzt mehrere Spritzen in die Schmerzgegend bekommen hatte, ohne dass die Schmerzen verschwunden wären.

Kräftige Muskeln allein sind nicht der Schlüssel zu unserer Gesundheit

Diese beiden Fälle illustrieren gut, dass kräftige Muskeln allein nicht der Schlüssel zu unserer Gesundheit sind. Das zeigen auch die Kinder, die noch keine kräftigen Muskeln haben. Wir müssen die Muskeln im Zusammenhang mit der Wirbelsäule betrachten. Jede Wirbelverschiebung führt zu Verspannungen der wirbelsäulennahen Muskulatur, die verhängnisvoll auf die Wirbelsäule zurückwirken.
So konzentrierte sich die Therapie bei den beiden oben genannten unterschiedlichen Patienten auf die

identische Ursache ihrer Beschwerden: auf eine geringfügige Verschiebung der Wirbel im Bereich von L5 und S1, die zu Verspannungen der an den Wirbeln ansetzenden Muskeln geführt hatte und die entsprechenden Wirbelgelenke und Bandscheiben beeinträchtigte.

Voraussetzung für die Regeneration von Wirbelgelenken und Bandscheiben ist die Wiederherstellung der Beweglichkeit. Damit kommen die diffuse Ernährung dieser Teile aus der Blutversorgung der verspannten Muskeln und die Entschlackung über die Lymphe wieder in Schwung. Bei den beiden oben genannten Patienten führte die Ong-song-Therapie, die dies bewerkstelligt, zu einer Befreiung von den Schmerzen.

Voraussetzung für die Regeneration von Wirbelgelenken und Bandscheiben ist die Wiederherstellung der Beweglichkeit

Der Nacken: »Achillesferse« bei Kopfschmerz und Migräne

Die Partner der Halswirbelsäule: Muskeln, Blutgefäße und Nerven

Die Muskulatur von Nacken und Hals verbindet den Kopf mit dem Schultergürtel und dem Brustkorb. Sie steht zudem in Funktionszusammenhang mit der Kaumuskulatur. Beim Kauen sind nämlich nicht nur die am Kopf gelegenen *Kaumuskeln*, sondern auch die *Nacken- und Halsmuskeln* beteiligt (siehe Abb. 10). Die Bewegungen im Kiefergelenk sind dabei begleitet von Bewegungen in den Wirbelgelenken der Halswirbelsäule. Dies zeigt, wie schon mehrfach betont, dass Nacken und Hals nicht isoliert, sondern zusammen mit dem Kopf und dem Kiefergelenk betrachtet werden

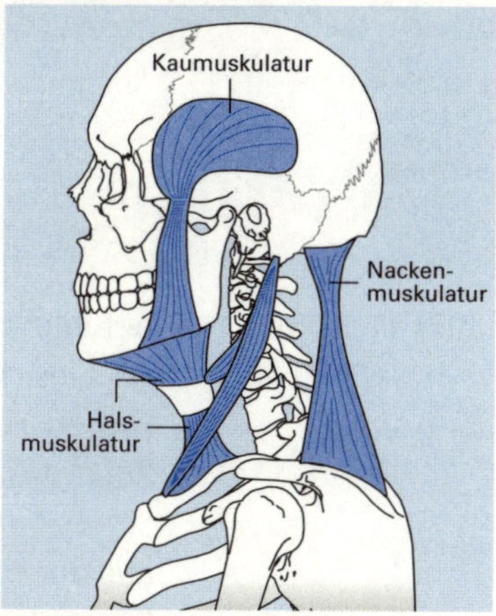

Abb. 10
Am Kauvorgang beteiligte Muskeln

müssen, wenn es um die Suche nach den Ursachen für Kopfschmerzen geht.

Die den Kopf versorgenden *Blutgefäße* entspringen dem Aortenbogen im oberen Teil des Brustkorbs: Die beiden Halsschlagadern, die linke und rechte Carotis, ziehen vorne durch den Hals, wo man den Puls fühlen kann. Die etwas kleineren Wirbelarterien steigen rechts und links im Schutz der Wirbelbögen nach oben (siehe Abb. 11). Im Bereich des oberen Halswirbels (Atlas) verlassen sie die Wirbelspangen und schlängeln sich durch die Nackenmuskulatur zum Kopf durch. Verspannte Nackenmuskulatur kann somit unmittelbar zu einer mechanischen Beeinträchtigung der Blutversorgung des Kopfes führen (s. S. 82 Abb. 8 c).

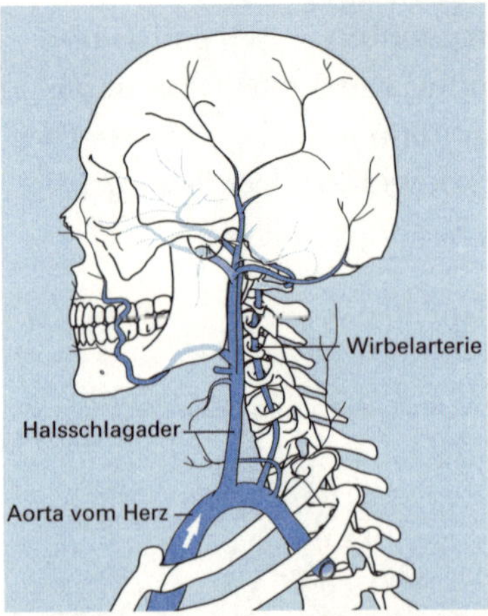

Abb. 11 Blutversorgung des Kopfes

Im Bereich der Schädelbasis, der Halswirbelsäule und der oberen Brustwirbel treten beidseitig *Nerven* aus. Über deren motorische Fasern laufen Kontraktionsbefehle aus Gehirn und Rückenmark an die Muskeln im Gesicht, Hals, Nacken, Schultergürtel und in den Armen. Über deren sensible Fasern werden durch Reize ausgelöste Erregungen aus diesen Muskeln, ihren Sehnen und zugeordneten Gelenken und außerdem aus der Haut zum Rückenmark und Gehirn übertragen. Hinzu kommt, dass der oberste Nervenknoten des Grenzstranges des Sympathikus beidseitig im Bereich des ersten und zweiten Brustwirbels liegt und zwei Stränge rechts und links der Halswirbel kopfwärts schickt. Da der Sympathikus die Weite der Blutgefäße steuert, bedeutet dies, dass dieser gesamte Bereich mit der Blutversorgung von Kopf und Gehirn in Zusammenhang steht und es bei einer Reizung des Sympathikus zu einer Fehlsteuerung der Blutversorgung kommen kann.

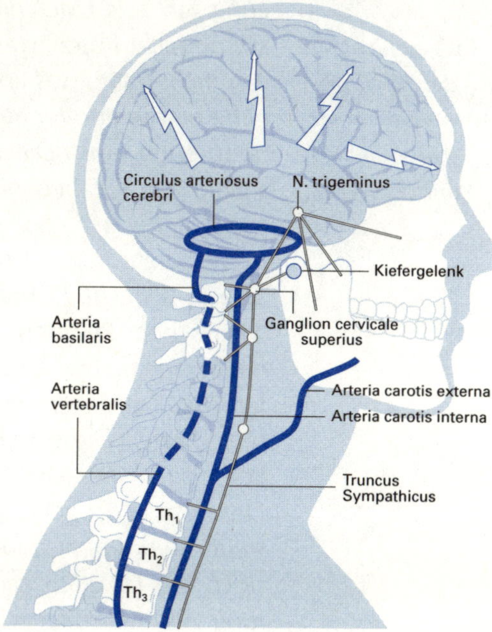

Anhand der – sehr vereinfacht – dargestellten komplexen Zusammenhänge sollte klar geworden sein, dass Fehlfunktionen im Kopf-, Nacken- und Schulterbereich wesentliche Faktoren in der multikausalen Erkrankungsgeschichte der degenerativen mechanischen Schädigungen der Halswirbelsäule, besonders des ersten und zweiten Halswirbels, sind, mit anderen Worten, dass der *Nacken mit Umfeld die Achillesferse des Menschen für Kopfschmerzen* jeder Art bildet (siehe Abb. 12).

Abb. 12 Blutgefäße und Nervenbahnen im Bereich der Halswirbelsäule

Zwei Kopfschmerzgeschichten

Der 13-jährige Dennis kam mit seiner Mutter in meine Praxis. Diese berichtete: Als er zehn war, schleuderte der bis dahin sehr ruhige Junge eines Tages nach der Schule seinen Rucksack mit den Worten »Ich mag nicht mehr!« in die Ecke und verschwand in seinem Zimmer. In der Folgezeit ließen seine schulischen Leistungen nach und immer öfter sprach er über Kopfschmerzen. Mit elf Jahren war er einer der schlechtesten Schüler seiner Klasse und in Gefahr, nicht versetzt zu werden. Als Entschuldi-

Fallgeschichte – der 13-jährige Dennis hat immer öfter heftige Kopfschmerzen

gung gab er vor, sich nicht konzentrieren zu können; er könne nicht hören, was der Lehrer sage, und gelegentlich nicht lesen, was an der Tafel stehe, und außerdem habe er immer öfter heftige Kopfschmerzen und keiner nehme ihn ernst. Die verschiedenen ärztlichen Untersuchungen ergaben nichts: Der Augenarzt stellte fest, dass Dennis keine Brille brauche. Der Kinderarzt vermutete ein sehr frühes Einsetzen der Pubertät. Alle zogen aber in Betracht, Dennis spiele Theater, um sich seinen schulischen Pflichten zu entziehen. Die Geschichte nahm eine dramatische Wendung, als die besorgte Mutter eines Tages seltsame Geräusche aus dem Kinderzimmer hörte. Diese rührten daher, dass Dennis vor Schmerzen mit seinem Kopf gegen die Wand schlug. Der zurate gezogene, auf Migräne bei Kindern spezialisierte Neurologe fand zwar ebenfalls keine Ursache, doch die Tabletten, die er verordnete, brachten Linderung. Als unterstützende Maßnahme und um die Tabletteneinnahme zu reduzieren, empfahl er ein so genanntes TENS-Gerät (für transkutane elektrische Nervenstimulation). Doch trotz dieser Behandlung blieben die Kopfschmerzen und es ging mit Dennis' Leistungen weiterhin abwärts. Außerdem war die Vorstellung, dass ihr Kind ein Leben lang Tabletten nehmen und mit an Kopf und Nacken geklebten Drähten herumlaufen müsse, für die Mutter unerträglich.

Purzelbäume können gefährlich sein

Nach diesem Bericht und Einblick in die Unterlagen stellte ich dem Jungen die Frage, wann er denn zum ersten Mal Kopfschmerzen verspürt habe. Er antwortete, dies sei während einer Sportstunde gewesen, nachdem sie Purzelbäume geübt hätten. Seine Mutter erklärte, dass Dennis seitdem den Kopf ein wenig nach rechts gedreht hielt. Die Abweichung war nur zu sehen, wenn man genau auf die Nasenspitze schaute. Auf dem Röntgenbild war davon nichts zu erkennen. Nachdem ich in sechs Behandlungen diese kleine Verdrehung behoben hatte und der Kopf wieder in die richtige Lage zurückgebracht worden war, fühlte Dennis sich merklich wohler. Inzwischen ist Dennis einer der Kräftigsten und Fleißigsten in seiner Klasse. Er braucht weder Tabletten noch das TENS-Gerät. Purzelbäume sind für ihn künftig allerdings tabu.

Diese Geschichte zeigt, wie ein unscheinbares Ereignis im Bereich der Halswirbelsäule schwer wiegende Folgen haben kann

Diese Geschichte zeigt, wie ein unscheinbares Ereignis im Bereich der Halswirbelsäule schwer wiegende Folgen haben kann und wie bei richtiger Diagnose der Schmerzursache die Ong-song-Therapie hilft. Dies zeigt auch die folgende ungewöhnliche Krankengeschichte:

Fallgeschichte – Schwindelattacken, Kopfschmerzen und immer öfter depressive Verstimmungen

Eine verzweifelte Mutter hatte in der Zeitung ein Inserat aufgegeben: »Wer kann meinem Sohn helfen? Er hat seit zwei Jahren Schwindelattacken, Kopfschmerzen und immer öfter depressive Verstimmungen.« Einer meiner Patienten las das Inserat und stellte den Kontakt her. So kam der 28-jährige Mann zu mir. Er war am Ende seiner Kräfte. Bis jetzt hatte ihm niemand helfen können. Sogar verschiedene Klinikaufenthalte waren vergebens geblieben. Seinen Beruf als Taxifahrer konnte er nicht mehr ausüben. Seine Skepsis auch mir gegenüber wollte er nicht verheimlichen. Er äußerte, auch ich werde ihm wohl nicht helfen können. Bei der ersten Untersuchung stellte sich heraus, dass die Kopfbewegung stark eingeschränkt und die Muskulatur im gesamten Bereich der Hals- und Brustwirbelsäule verhärtet war. Der junge Mann erzählte, dass seine Probleme nach einem Fahrradunfall begonnen hätten, die üblichen Untersuchungen aber keine Ursache der Kopfschmerzen erkennen ließen. Ich muss zugeben, einen derart verspannten Nacken bekommt man nicht alle Tage zum Ertasten. Alles

Ein Fahrradunfall war der Auslöser

schmerzte, wo man ihn nur berührte, und die kleinste Bewegung löste Schwindel aus. Die gesamte Hals- und Rückenpartie war wie eine große Wunde.

Es hat mich einige Überredung gekostet, den Patienten überhaupt anfassen zu dürfen. Erst nach der zweiten Sitzung war er bereit, die durch meine Behandlung verursachten zusätzlichen Schmerzen zu tolerieren. Schritt für Schritt haben wir dann das Eis gebrochen, d. h. die Verspannungen gelöst. Nach 20 Behandlungen in drei Monaten fühlte er sich fast wie neu geboren. Dieser Zustand hält seit nunmehr vier Jahren an. Er geht seinem Beruf als Taxifahrer wieder nach und betreibt in seiner Freizeit wie in seinen besten Tagen seinen Lieblingssport Triathlon, d. h. Schwimmen, Fahrradfahren und Laufen. Zum letzten Kontrolltermin vor etwa zwei Jahren kam er auf Rollerblades.

Nach drei Monaten fühlte er sich fast wie neu geboren

Migräneursachen und eine Krankengeschichte

Es ist allgemein bekannt, dass bei vielen Migränepatienten ein Anfall von der Schulterblatt-Nacken-Gegend einseitig in den Kopf hochzieht

Es ist allgemein bekannt, dass bei vielen *Migränepatienten* ein Anfall von der Schulterblatt-Nacken-Gegend einseitig in den Kopf hochzieht und kurze Zeit später der Magen rebelliert mit Übelkeit und mitunter mehrmaligem Erbrechen. Während in der Schulmedizin die Ursachen eines Migräneanfalls mit Erbrechen als weitgehend ungeklärt und nicht therapierbar angesehen werden, sehen wir einen deutlichen neuro-anatomischen Zusammenhang: Nacken- und Schulterblattmuskeln werden vom sensorisch/motorisch gemischten XI. Gehirnnerv, dem »Accessorius« versorgt. Dieser Gehirnnerv tritt durch dieselbe Öffnung aus der Schädelbasis aus wie der ebenfalls gemischte X. Gehirnnerv, der »Vagus« des vegetativen Nervensystems, der mit einem Ast auch zum Magen zieht. Es liegt nahe, eine gleichzeitige Irritation beider Nerven auf der gemeinsamen Wegstrecke im Bereich der Höhe des ersten Halswirbels mit der Kombination der Schulterblatt-Nacken-Schmerzen und der Rebellion des Magens bei einem Migräneanfall in Zusammenhang zu bringen. In diesem Bereich gibt es sogar noch eine direkte Verbindung der beiden Nerven! Zudem zweigen von den ersten Rückenmarksnerven zwischen Atlas und Axis Fasern zum ersten Ganglion des Sympathikus-Grenzstranges ab, über das die Durchblutung des Kopfes gesteuert wird. Die Mehrzahl der Nervenfasern, die dieses Ganglion versorgen, stammen aus dem Bereich der Brustwirbel Th 1 bis Th 4, von wo aus sie als Grenzstrang kopfwärts ziehen. Deshalb spielt nach meiner Erfahrung auch dieser Bereich der Brustwirbelsäule, der bei Migränepatienten besonders druckempfindlich ist, bei Beeinträchtigungen als Ursache für Anfälle eine wichtige Rolle. Allgemein anerkannt ist der Befund, dass auch der Trigeminus-Gesichtsnerv, der »Zahnarztnerv« (die Neurologen bezeichnen diesen Nerv sogar als Migränegenerator), an der Steuerung der Blutversorgung des Gehirns beteiligt ist und bei einem Migräneanfall mitspielen kann. Mit seinen drei Ästen versorgt er Gesicht, Ober- und Unterkiefer mit den Kiefergelenken. Der funktionelle Zusammenhang von Kaumuskulatur, Hals- und Nackenmuskulatur bis zur Rückenmuskulatur wurde bereits erwähnt. So ist es nahe liegend, dass sich die Ong-song-Therapie von Migräne auf die Lockerung und Harmonisierung der Gelenke und Muskeln dieser Region konzentriert. Dadurch können Irritationen der oben genannten Nerven beseitigt und die Blutversorgung der gesamten Region und des Gehirns gesichert werden. Mit der Ong-song-Therapie konnten wir in den vergangenen acht Jahren zahlreiche Migränepatienten

Allgemein anerkannt ist der Befund, dass auch der Trigeminus-Gesichtsnerv an der Steuerung der Blutversorgung des Gehirns beteiligt ist und bei einem Migräneanfall mitspielen kann

nachhaltig von ihren schlimmen Attacken befreien. Nachstehend dazu eine typische Krankengeschichte.

Fallgeschichte: schwere Migräne seit 15 Jahren

Frau R., 47 Jahre alt, Hausfrau und Mutter von zwei Kindern, berichtete, dass sie seit 15 Jahren trotz der bekannten Odyssee von Arzt zu Arzt nicht von ihren regelmäßigen Migräneattacken befreit werden konnte, sodass sie schon oft an Selbstmord gedacht habe. Am schlimmsten sei die immer wiederkehrende Übelkeit mit Schwindel und Erbrechen, was anhalte, selbst wenn sie nichts mehr im Magen habe und dann nur noch Galle komme. Wenn dies morgens geschehe, sei der Tag verloren. Ihr Mann und ihre Kinder hielten zwar zu ihr, hätten sich aber mit der misslichen Situation abgefunden. Im Übrigen habe sie kaum noch soziale Kontakte. Meine Frage bei der Anamnese, ob sie Unfälle oder Stürze in ihrem Leben gehabt habe, verneinte sie vehement. Bei der Untersuchung der Hals- und Brustwirbelsäule stellte sich eine ausgeprägte Steilhaltung und Verhärtung der Muskulatur in diesem Bereich heraus. Bei der Prüfung der Beweglichkeit der Arme und Hände zeigte sich, dass sie die Arme nur mit Schmerzen und nicht bis oben heben konnte. Der Händedruck erwies sich als kraftlos, worauf sie berichtete, dass sie Büchsen und Flaschen kaum noch öffnen könne und sie ein pelziges Gefühl in den Fingern habe. Erst nach erneutem Nachfragen nach frühen körperlichen Belastungen erzählte sie mit einem gewissen Stolz, dass sie in der Schule Hochsprungmeisterin gewesen sei und dafür intensiv trainiert habe, im Sommer mit Sprüngen auf Sand, im Winter mit Sprüngen auf Matten. Sie wollte es kaum glauben und war betrübt, als ich ihre früheren Erfolge als Hochspringerin mit ihrer Migräne in Zusammenhang brachte.

Nach nur drei Behandlungen mit der Ong-song-Therapie mit dem Ziel, die verhärteten Muskeln zu lockern und die Halswirbelsäule wieder in die normale Krümmung zu bringen, begannen die Anfälle seltener aufzutreten. Nach vier Monaten Behandlung und gewissenhafter Ausführung der Übungen konnte sie ihre Arme wieder ohne Schmerzen heben, die Finger kraftvoll bewegen, und die Migräneanfälle mit den heftigen Kopfschmerzen und dem schrecklichen Erbrechen waren verschwunden. Seitdem setzt sie dankbar und mit Begeisterung die täglichen Übungen fort.

Migräneanfälle mit heftigen Kopfschmerzen und schrecklichem Erbrechen waren verschwunden

Der Behandlungserfolg lässt sich auch eindrucksvoll anhand der Röntgenaufnahmen der Halswirbelsäule zeigen, die sie bei ihrem ersten Besuch mitgebracht hatte, und der Aufnahme, die nach sechs Monaten angefertigt wurde. Die Streckhaltung der Halswirbelsäule konnte wieder in die normale Lordose-Krümmung überführt werden.

Kopfschmerzen, die aus dem Kreuz kommen

Kopfschmerzen müssen ihre Ursachen nicht immer allein im Bereich der Hals- und Brustwirbelsäule haben. Die Schädigung kann auch tiefer liegen.

Kopfschmerzen müssen ihre Ursachen nicht immer allein im Bereich der Hals- und Brustwirbelsäule haben

Es wurde bereits erläutert, dass ein schief stehendes Becken Beinlängendifferenzen verursachen und Ausgleichsmechanismen im Bereich der Rumpfmuskulatur auslösen kann, um die Wirbelsäule gerade aufgerichtet zu halten. Die damit verbundene einseitige Stärkung der Rückenmuskulatur kann zu Verspannungen führen, die bis in den Bereich der Halswirbelsäule aufsteigen und letztlich zu Kopfschmerzen führen. Ein Beispiel dafür bietet die folgende Krankengeschichte, die mehr durch einen Zufall zum endgültigen Behandlungserfolg führte.

Fallgeschichte

Stephanie war zwölf Jahre alt, als sie mit dem Schlitten gegen einen Baum prallte. Wegen der bald darauf aufgetretenen Kopfschmerzen war sie mit ihrer Mutter bereits von Arzt zu Arzt gewandert, ohne dass es besser geworden wäre. Entsprechend verängstigt durch die vielen Spritzen, die sie schon erhalten hatte, kam sie mit 13 Jahren mit ihrer Mutter in meine Sprechstunde. Auf dem mitgebrachten Röntgenbild war eine Streckung der Halswirbelsäule erkennbar, die ich auch sofort ertasten konnte. Ich war mir der Sache so sicher, dass ich auf eine Ganzkörperuntersuchung verzichtete, umso mehr als das pubertierende Mädchen sehr schamhaft war. Nach vier Behandlungen mit Ong song stellte sich eine Besserung ein, aber selbst nach zehn Behandlungen in zwei Monaten war immer noch kein durchschlagender Erfolg erreicht. Dennoch war die Mutter zuversichtlich und tröstete mich, denn ich war schon in Sorge, irgendetwas übersehen zu haben. Da kam mir ein Zufall zu Hilfe. Während Stephanie kurz alleine in meinem Sprechzimmer war und auf mich wartete, entdeckte sie zwei Waagen unter meinem Schreibtisch und war gerade dabei, eine herauszuziehen, als ich ins Zimmer trat. Warum ich zwei hätte, fragte sie. Ich erklärte ihr, dass ich beide benötige, um festzustellen, ob Patienten die Beine gleichmäßig belasten. Sie wolle das ausprobieren, sagte sie, und siehe da, bei einem Körpergewicht von 46 kg war eine Abweichung von 4 kg zwischen beiden Körperhälften zu sehen!

Auch Beinlängendifferenz kann zu Kopfschmerzen führen

Die Messung der Beinlängen ergab eine Differenz von 0,8 cm. In diesem Moment war mir klar, dass ich nun hier ansetzen musste. Ich ließ die Beinlängendifferenz, die zu einem Beckenschiefstand führte, nicht etwa durch entsprechende Schuheinlagen korrigieren, sondern konnte das längere Bein durch manuelle Behandlung des Hüft-

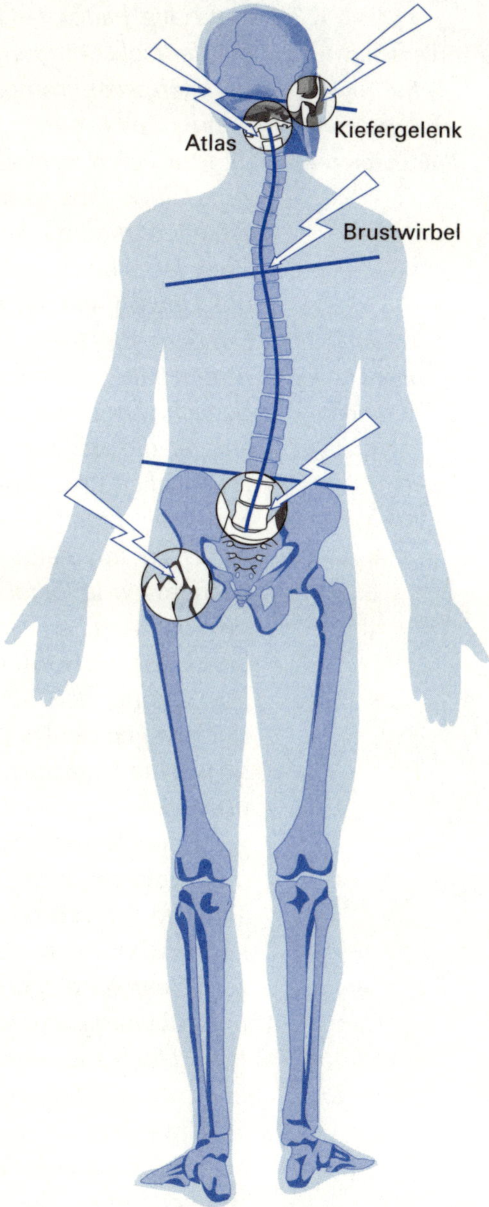

Abb. 13 Eine Beinlängendifferenz beeinträchtigt die Wirbelsäule bis hinauf zum Kiefergelenk

gelenks so in Position bringen, dass beide Beine wieder gleich lang wurden und dadurch der Beckenschiefstand mit den entsprechenden Verspannungen der unteren Rückenmuskulatur aufgelöst wurde. Sobald dies geschehen war, waren auch die Kopfschmerzen restlos verschwunden.

Wie eine Beinlängendifferenz die gesamte Wirbelsäule bis zum Kiefergelenk in Mitleidenschaft zieht, zeigt Abb. 13.

Wetterfühligkeit und Elektrosmog

Dieser Fall zeigt eindrucksvoll, wie bei vorbestehender Schädigung von Rückenmarksnerven ansonsten »harmlose« elektromagnetische Schwingungen zu starken körperlichen Beschwerden führen können.

Die 38-jährige verheiratete und kinderlose Patientin, in gehobener Position bei einer Welt-

Fallgeschichte – Sehstörungen, verbunden mit Kopfschmerzen

firma tätig, hatte zwei Jahre zuvor erstmals bemerkt, dass bei der täglichen Büroarbeit, die sie gerne ausführt und sie interessiert, immer öfter leichte Sehstörungen, verbunden mit Kopfschmerzen, auftraten. Ihr Hausarzt hielt dies für einen normalen Alterungsprozess und meinte, zum Glück gäbe es ja Aspirin. Die Patientin nahm also Tabletten und ließ die Sehschärfe ihrer Brille korrigieren.

Unwohlsein nimmt in der Computerzentrale zu

Eines Tages bemerkte sie ein diffuses, aber beklemmendes Unwohlsein, als sie in der Computerzentrale ihrer Firma zu tun hatte. Es war, als ob sie keine Luft zum Atmen hätte, mit einem Druckgefühl im gesamten Brustbereich. Zuerst dachte sie, es sei vielleicht die Klimaanlage, die sie störte, die Kälte, die vorgeschriebene Feuchtigkeit usw. Der Gedanke ließ sie nicht mehr los. Mehrmals betrat sie den Raum, auch wenn sie dort nichts zu tun hatte, und jedes Mal war das seltsam beängstigende Gefühl wieder da. Ihr Ehemann drängte sie zum Arzt, er vermutete nämlich, dass seine Frau Brustkrebs im Frühstadium haben könnte. Diese Diagnose konnte der Arzt aber Gott sei Dank ausschließen, doch wegen der Lunge und der Kopfschmerzen musste sie weitere Untersuchungen bei entsprechenden Ärzten über sich ergehen lassen. Zum Glück wurde nichts gefunden, aber die Symptome blieben. Da sie sich jetzt mehr und mehr mit sich beschäftigte, merkte sie, dass ähnliche Symptome auch auf der Autobahn auftraten, immer wenn sie zu ihrer Mutter fuhr. Damit war der Weg zum Neurologen geebnet. Dieser erklärte sie schlicht für unglaubwürdig, nachdem er ihre Schilderungen gehört hatte. Doch auch der darauf folgende Arztwechsel führte nicht zur richtigen Diagnose bzw. zur Linderung ihrer Beschwerden.

Der Neurologe erklärte sie schlicht für unglaubwürdig

Schließlich kam die Patientin zu mir in die Sprechstunde. Aufmerksames Zuhören und Untersuchen brachten endlich den gewünschten Erfolg. Bis dahin hatte niemand die wahre Ursache anhand ihrer Schilderungen wahrhaben wollen. Immer wieder hatte sie betont, dass sie jeweils beim Betreten der Computerzentrale sofort einen Anstieg der Beschwerden und beim Verlassen eine Erleichterung fühlte. Niemand hatte darauf gehört, dass der Anblick und die Nähe eines Telefonsendemastes neben der Autobahn bzw. einer Starkstromleitung beim Spazierengehen die gleichen Symptome auslösten. Bei der manuellen und klinischen Untersuchung hatte man lediglich eine minimale Bewegungseinschränkung des Kopfes und der Halswirbelsäule feststellen können. Doch nach der sechsten Behandlung mit der Ong-song-Therapie waren alle geschilderten Symptome verschwunden!

Gleiche Symptome bei Nähe eines Telefonsendemastes neben der Autobahn bzw. einer Starkstromleitung beim Spazierengehen

Wie konnte das gelingen? Als Ursache kann nur eine vegetative Störung, bedingt durch eine Blockade der Halswirbelsäule und Brustwirbelsäule, ausgelöst durch die monotone Arbeitshaltung, angesehen werden. Kommen dann noch äußere Einflüsse hinzu, wie bei Wetterwechsel oder Elektrosmog, können dies vegetative Beschwerden auslösen.

Als Ursache kann nur eine vegetative Störung, bedingt durch eine Blockade der Halswirbelsäule und Brustwirbelsäule, angesehen werden

Der Mechanismus ist in beiden Fällen der gleiche: Der menschliche Körper ist durchzogen von Nervenfasern, die im Körper elektrische Impulse vom bzw. zum Gehirn leiten. Durch eine Verletzung der äußeren Isolierschicht des Nervs, z. B. durch Wirbelsäulenschäden, kommt es zum Empfang elektromagnetischer Wellen, die außerhalb des Körpers, womöglich in Tausenden von Kilometern Entfernung entstanden sind. Die »verletzten« Nerven wirken wie eine Antenne, die diese »Störsignale« von außen auffängt und zum Gehirn weiterleitet, wo sie wahrgenommen werden. Dabei ist es

Witterungseinflüsse stören bei dafür sensiblen Personen das so genannte vegetative Nervensystem, was Magen- oder Kreislaufprobleme, Gereiztheit, Migräne und Kopfschmerzen verursachen kann

unerheblich, ob diese elektromagnetischen Wellen von Gewittern mit Blitzschlag, von Starkstromleitungen oder von dem bisher nicht messbaren »Elektrosmog« herrühren. Wetterfronten mit den entsprechenden Luftdruckveränderungen stören oft schon im Vorfeld das so genannte vegetative Nervensystem, was zu Magen- oder Kreislaufproblemen, Müdigkeit, Gereiztheit, zu Stimmungstiefs, Migräne und (Kopf-)Schmerzen führen kann. »Ich spüre wieder mein verletztes Bein, morgen schlägt das Wetter um.« Diesen Satz kennt jeder, jetzt wissen wir, wie es ungefähr funktioniert. Diese Witterungseinflüsse stören bei dafür sensiblen Personen das so genannte vegetative Nervensystem, was Magen- oder Kreislaufprobleme, Müdigkeit, Gereiztheit, mit einem Wort Stimmungstiefs, Migräne und Kopfschmerzen verursachen kann. Besonders betroffen von Wetterfühligkeit sind Menschen mit einem labilen Nervenkostüm, wie es oft bei chronisch Kranken der Fall ist. Die Auswirkungen des Föhns mit den bekannten Symptomen, wie Kopfweh, Anspannung und Nervosität, dürften nach ähnlichen Mechanismen ablaufen.

Nach dem gleichen Prinzip dürfte auch der bisher nicht messbare Elektrosmog Menschen mit sensiblen Nerven beeinflussen

Nach dem gleichen Prinzip dürfte auch der bisher nicht messbare Elektrosmog Menschen mit sensiblen Nerven beeinflussen. Wer hätte vor 30 Jahren gedacht, dass Handys uns dank Sendemasten und Satelliten 24 Stunden am Tag an fast jedem Ort der Welt erreichbar machen. Die elektromagnetischen Wellen (Radiowellen), die diese handlichen Geräte aussenden bzw. empfangen, pflanzen sich wie die elektrischen Entladungen bei Blitzschlag mit einer Geschwindigkeit von etwa 300 000 km/Sek. fort.

Ich bin sicher, dass es in dieser Richtung noch vieles zu erforschen gibt!

»Knistern« im Kopf

Ich finde, wenn man bei der Untersuchung aufmerksam zuhört und zur Diagnosestellung die Finger benutzen würde, könnte vielen Patienten einiges Leid erspart werden. Eine weitere Fallgeschichte verdeutlicht dies.

Fallgeschichte – »Knistern« im Kopf, entzündete Augen, Kopfschmerzen

Eine verheiratete Frau von 28 Jahren kam zu mir mit der dringenden Bitte, ich möge ihrer Krankengeschichte Glauben schenken. Sie sei völlig normal, aber ihr Nervenkostüm sei in den letzten dreieinhalb Jahren ziemlich strapaziert worden. (Ihr Mann meinte, sie spinne total, da Dutzende von Ärzten keine Erkrankung bei ihr fanden.) Die Symptome, mit denen sie bei unzähligen Ärzten war, waren folgende:

- *Ein ständiges, sehr unangenehmes Knistern im ganzen Kopf und ein so genanntes Völlegefühl im Kopf, unabhängig von verschiedenen Tätigkeiten, auch beim Liegen im Bett; vor allem nachts, wenn sie sich umdreht, wird sie von diesem »Knistern« wach. Orthopädisch und neurologisch konnte nicht geholfen werden.*
- *Ständig entzündete Augen durch zu wenig Tränenflüssigkeit. Der Augenarzt und Allergologe bemühten sich vergeblich.*
- *Regelmäßige Kopfschmerzen während der Monatsblutung.*

Sie machte einen sehr guten sportlichen Eindruck, keine Anzeichen von Unglaubwürdigkeit. Bei der Untersuchung fiel auf, dass die Kopfbeweglichkeit in alle Richtungen ein bisschen eingeschränkt und die Beweglichkeit der Arme vor allem nach oben, die Berührung der Ohrläppchen mit nach oben gestrecktem Oberarm nicht möglich ist. Bei der Palpation der Hals- und Brustwirbelsäule gab sie Schmerzen an. Mundöffnung und Bewegung des Unterkiefers waren ebenfalls eingeschränkt, aber schmerzfrei. Als Skifahrerin hatte sie diverse Stürze erlebt. Weiter fiel mir am Hinterkopf und am Haaransatz eine starke Schuppenbildung und Rötung auf, die sie aber mit entsprechenden Haarwaschmitteln gut im Griff hatte.

Durch unsere Behandlungsmethode konnte ich alle Probleme lösen. Das Knistern im Kopf war durch eine verborgene Spannung im Bereich der Hals- und der Brustwirbelsäule und teilweise in den Kiefergelenken bedingt

Durch unsere Behandlungsmethode konnte ich alle Probleme lösen. Das Knistern im Kopf war durch eine verborgene Spannung im Bereich der Hals- und der Brustwirbelsäule und teilweise in den Kiefergelenken bedingt, da diese eine ständige Spannung und Druck auf den Kopf und die Schädeldecke ausübten. Die Schädeldecke ist keine Einheit, sondern durch Suturae (Knochennähte) in kleine Knochenareale aufgeteilt. Durch die Bewegung des Kopfes rieben sie aneinander und erzeugten dann die knisternden Geräusche.

Die Augenentzündung und die Schuppenbildung sind mit der vegetativen Störung durch den sympathischen Grenzstrang (Ganglion cervicale superius) zu erklären, der wiederum mit den ersten drei Halswirbelkörpern in direkter Verbindung steht.

Diese Spannung war höchstwahrscheinlich auf die vielen Skistürze zurückzuführen. Nach sieben Behandlungen war die Patientin von ihren Problemen befreit.

6 Das Prinzip der Ong-song-Therapie

Die Krankengeschichten meiner Patienten und die Erfahrungen mit der von uns praktizierten und weiterentwickelten Ong-song-Therapie, in deren Mittelpunkt die Wirbelsäule mit ihrem Umfeld steht, stützen unsere Behauptung, dass sehr vielen der Patienten mit Kopf- und Rückenschmerzen und einer Reihe weiterer Schmerzen mit dieser Therapie geholfen werden könnte.

Die üblichen Stationen des Leidensweges

Oft eine Odyssee durch Arztpraxen

Die Vorgeschichten meiner Patienten weisen untereinander große Ähnlichkeiten auf und klingen im Allgemeinen so:
Der Patient geht wegen starker Kopfschmerzen zum Hausarzt. Er berichtet dort von seinen Schmerzen und weiter, dass er schlecht schlafe, gelegentlich mit tauben Fingern aufwache und ihm schwindlig sei. Neben Schmerzen in einem Armgelenk habe er auch Kreuzschmerzen, die gelegentlich in den Oberschenkel ausstrahlten. Auch habe er immer wieder Magenprobleme und Verdauungsstörungen und auch das Herz mache ihm Beschwerden. Der Hausarzt tut sein Bestes, gibt Ratschläge und verschreibt Tabletten mit den verschiedensten Wirkstoffen. Sie bringen keine dauerhafte Besserung. Daraufhin werden Spezialuntersuchun-

gen veranlasst. Und damit beginnt die bekannte Odyssee: Eine Untersuchung im Kernspintomografen schließt einen Gehirntumor aus. Die neurologische, mitunter elektrophysiologische Untersuchung der Armnerven bleibt ohne Befund. Der Orthopäde macht Röntgenaufnahmen, spritzt in die krankhaften Stellen, quaddelt die Rückenmuskulatur und verschreibt z. B. Diclofenac und Massagen. Die Schmerzen lassen vorübergehend nach, die Magenprobleme verschlimmern sich. Der Internist lässt eine Magenspiegelung durchführen, ohne Befund, der Kardiologe nimmt eine Herzuntersuchung vor, ebenfalls ohne Befund. Der Patient weiß schließlich, dass ihm gemäß klassischer medizinischer Untersuchungen nichts fehlt. Einerseits beruhigt ihn dies, andererseits nährt es Zweifel. Vielleicht handelt es sich ja doch eher um eine psychische bzw. psychosomatische Störung? So landet der Patient beim Psychotherapeuten. Da aber die Schmerzen auch nach Absolvieren dieser Station anhalten, wächst die Verzweiflung. Der Patient beginnt sich einerseits resignierend mit seinen Schmerzen als seinem Schicksal abzufinden, andererseits lässt ihn die nie versiegende Hoffnung auf Besserung nach alternativen Therapien Ausschau halten. Akupunktur und Schröpfen, manuelle Therapien wie z. B. Akupressur und Osteopathie mögen in manchen Fällen helfen, in anderen aber nicht.

Irgendwann wird der Psychotherapeut bemüht

Auch alternative Therapien können nicht immer helfen

In der Tat hatte eine Reihe meiner Patienten die Odyssee in beide Richtungen, klassische und alternative Medizin, bereits durchgemacht, ehe sie in meine Praxis zur Anwendung der Ong-song-Therapie kamen.

Es liegt mir als Facharzt für Zahnheilkunde fern, die Leistungen meiner Kolleginnen und Kollegen auf anderen medizinischen Gebieten schmälern zu wollen, wenn es um die Behandlung von Verletzungen und Krankheiten geht, deren Ursachen eindeutig in den Organsystemen liegen, für die sie jeweils zuständig sind. Insbesondere in der Chirurgie, aber auch in der Inneren Medizin wurden in den letzten Jahrzehnten durch den Einsatz neuer Hightech-Diagnose- und Behandlungsverfahren und neuer Medikamente zweifellos große Erfolge erzielt. Die Erkenntnis allerdings, dass die Kosten für dieses Gesundheitssystem in einer Weise explodierten, dass es so wie bisher nicht weitergehen kann, ist inzwischen auch auf der Ebene der Politik angekommen und fließt in eine Gesetzgebung ein, die künftig mehr Eigenverantwortung und Eigenbeteiligung seitens der Patienten einfordert.

Auch Erfolge alternativer sanfter Therapien, wie sie von Homöopathen und Heilpraktikern und mit verschiedenen Formen manueller Therapie erzielt werden, möchte ich nicht in Zweifel ziehen. Es sind Wege in eine gute Richtung.

Für alle Therapien gilt: die Schmerzursache muss beseitigt werden

Bei Patienten mit Kopf- und Rückenschmerzen oder gar bei Migränepatienten führen sie allerdings nicht nachhaltig zur Besserung, solange nicht die Schmerzursachen beseitigt werden (s. a. Gesundheitsformel S. 40/41).

Die Ong-song-Therapie – häufig die letzte Hoffnung

Die Schmerzursachen an der Wurzel packen, darauf zielt die *Ong-song-Therapie*. Sie ist keine geheimnisvolle alternative Therapie. Wie in den bisherigen Kapiteln dargestellt, berücksichtigt sie die medizinisch bekannten anatomischen, physiologischen und psychologischen Gegebenheiten des Menschen, verzichtet aber auf aufwendige Hightech-Untersuchungen. Der Schlüssel zu ihrem Erfolg liegt darin, dass sie den

Die aktive Mitarbeit des Patienten während der Behandlung und danach als wesentlicher Faktor

Blick auf die *Wirbelsäule* und ihre Beweglichkeit sowie auf Durchblutungsstörungen als Ursache vielfacher Beschwerden konzentriert, das Fingerspitzengefühl und die Hände des Arztes für Diagnose und Therapie einsetzt und dabei die aktive Mitarbeit des Patienten während der Behandlung und danach als wesentlichen Faktor für den Behandlungserfolg mit einbezieht.

Behandlung der Ursachen statt der Symptome

Wenn eine *Zimmerpflanze* die Blätter hängen lässt, interpretiert man das richtig als Folge eines Wassermangels. Niemand wird allerdings auf die Idee kommen, den Blättern nunmehr direkt Wasser zukommen zu lassen, etwa gar mit einer Spritze. Es ist klar, dass das Erdreich gegossen werden muss, damit die Wurzeln Wasser aufnehmen können, das dann zu den Blättern geleitet wird (siehe Abb. 14). Damit wird deutlich, dass es wenig Sinn macht, die Symptome statt der Ursachen eines Defektes zu behandeln. Das Beispiel zeigt weiter, dass lediglich die Ressource Wasser an der richtigen Stelle bereitgestellt werden muss, damit das

Abb. 14 Vergleich: »Behandlung« von Wassermangel

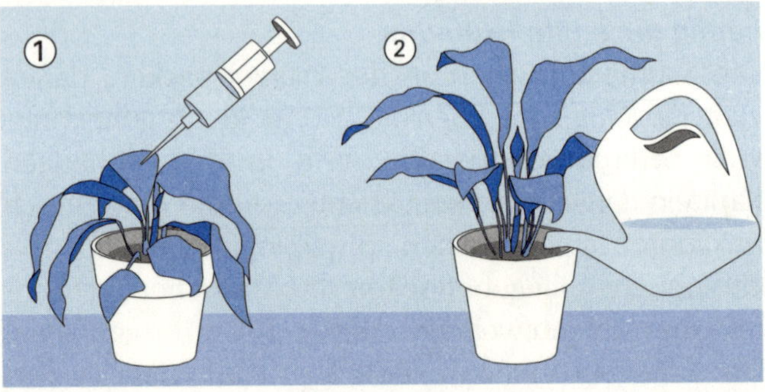

System »Pflanze« nach einem trockenheitsbedingten Welkvorgang selbsttätig wieder regeneriert.

Warum der Arzt unbedingt an der Wurzel des Übels, den Ursachen, angreifen muss, um die Chancen der Selbstheilungskräfte zu verbessern, zeigt der folgende Abschnitt.

Schmerzen am Ort ihrer Ursache

Angenommen, Sie arbeiten in der Küche und haben sich in den Daumenballen geschnitten. Die Wunde klafft etwa 4 cm lang und 1 cm tief, schmerzt und blutet stark. Was tun Sie jetzt? Richtig: Sofort mit einem Handtuch oder Ähnlichem darauf drücken, damit das Blut nicht ungehemmt fließen kann. Was macht der aufgesuchte Arzt? Nichts Ungewöhnliches. Er näht die Wundränder zusammen und in etwa fünf bis sechs Tagen ist die Wunde geheilt. Der Arzt hat lediglich geholfen, dass die Regenerationskräfte des Körpers bessere Bedingungen erhalten, als dies bei einer klaffenden Wunde der Fall wäre. Voraussetzung für die Regeneration ist, dass die Blutzirkulation an der geschlossenen Wunde Nährstoffe und Aufbaustoffe antransportieren und Abbaustoffe entsorgen kann. Die Lokalisation der Schmerzursache ist in diesem Beispiel einfach.

Schmerzen abseits der Stelle ihrer Ursache

Schmerzen können weit entfernt von der Stelle ihrer Ursache auftreten

Ein Experiment soll den schwierigeren Fall demonstrieren und erklären, dass Schmerzen weit entfernt von der Stelle ihrer Ursache auftreten können und es keinen Sinn macht, sie dort oder nur dort zu behandeln, wo sie vom Patienten empfunden werden. Um diese Situation zu verdeutlichen, bitte ich Sie, Folgendes einmal auszuprobieren:

Stellen Sie sich Ihrem Partner gegenüber und halten Sie ihm Ihre Hand entgegen. Er drückt mit einem Finger kräftig gegen Ihre innere Handfläche, so als wolle er damit Ihre Hand nach unten drücken. Sie drücken dagegen (siehe Abb. 15a). Den Schmerz, den Sie dabei verspüren, können Sie unmittelbar und direkt in der Handfläche lokalisieren.

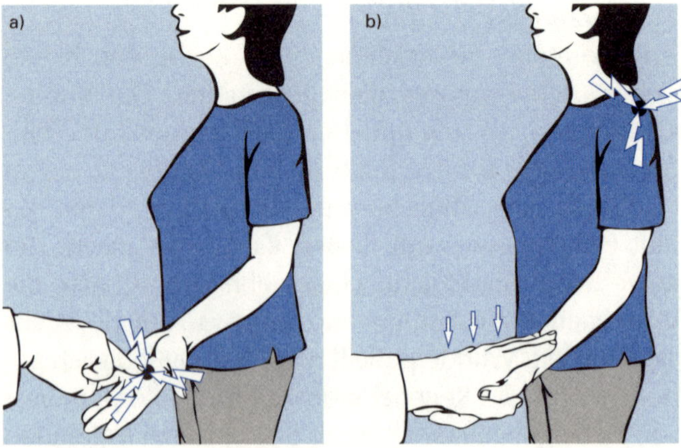

Abb. 15 Schmerzempfindung a bei punktueller Belastung; b bei flächiger Belastung

Anschließend legt Ihr Partner seine ganze Hand auf Ihre Handfläche und versucht wieder Ihre Hand nach unten zu drücken. Und wieder halten Sie dagegen (siehe Abb. 15b). Versuchen Sie jetzt zu beschreiben, wo Sie mehr Druck spüren: Sie werden vermutlich sagen: »Es zieht im Oberarm und in den Schultern, aber nicht auf der Handfläche selbst.« Das bedeutet: Erfolgt der Druck punktuell, so tritt er als stechender, leicht zu lokalisierender Schmerz auf. Wirkt er verteilt über eine ganze Fläche, spüren Sie nicht seine direkte Ursache am Ort der Berührung, sondern lediglich die Folgen, und diese oft an einem anderen Ort als dem des unmittelbaren Geschehens. In diesem Fall würden Sie dem Arzt ein

Ziehen in Oberarm oder Schulter- und Nackenbereich beschreiben, obwohl der Druck von der Handfläche kommt.

Schlussfolgerung: Beim Schnitt in den Daumenballen tritt der Schmerz an der Stelle der Verletzung auf und signalisiert, dass dort etwas passiert ist. Ähnlich ist es bei Nacken- und Rückenschmerzen. Wenn Muskeln verkrampft und verhärtet sind, ist ihre Blutversorgung beeinträchtigt, sie leiden unter Sauerstoffmangel und »Vergiftung« durch Abfallstoffe, und das verursacht die Schmerzen. Die Ursache für die Verspannung kann allerdings in einer davon mehr oder weniger weit entfernten Veränderung der Wirbelsäule liegen. Dies gilt in noch stärkerem Maß für Kopfschmerzen. Sie signalisieren zwar auch, dass etwas nicht in Ordnung ist, geben allerdings keinen deutlichen Hinweis auf die Schadensquelle. Von Bedeutung ist die Erkenntnis, dass *Sauerstoffmangel im Muskelgewebe oder im Gehirn immer mit Schmerzen verbunden* ist. Zu ihrer Linderung brauchen wir »nur« dafür zu sorgen, dass durch Lockerung der verhärteten Muskulatur die gestörte Durchblutung wieder in Gang gesetzt wird. Bei degenerierten Gelenken und/oder Bandscheiben ist dafür zu sorgen, dass die Durchblutung im Umfeld und der Stoffaustausch durch Diffusion an den beschädigten Stellen durch gezielte Bewegungen verbessert wird. So kann die normale Funktion der Wirbelsäule und ihres Umfeldes wiederhergestellt und damit auch die Blutversorgung des Kopfes und der Hirnhaut wieder normalisiert werden. Es geht darum, den Selbstheilungskräften des Körpers an den Quellen für Kopf- und Rückenschmerzen eine Chance zu geben. Auf diesen Erfahrungen gründen die Erfolge der Ong-song-

Von Bedeutung ist die Erkenntnis, dass Sauerstoffmangel im Muskelgewebe oder im Gehirn immer mit Schmerzen verbunden ist

Es geht darum, den Selbstheilungskräften des Körpers an den Quellen für Kopf- und Rückenschmerzen eine Chance zu geben

Therapie in Verbindung mit dem Van-dong-Übungsprogramm.

Wie funktioniert die Ong-song-Therapie?

Die Ong-song-Therapie ist eine seit 20 Jahren erprobte erfolgreiche Behandlungsform ohne einen einzigen Zwischenfall, aber keinesfalls ein Allheilmittel

Die Ong-song-Therapie ist eine seit 20 Jahren erprobte erfolgreiche Behandlungsform ohne einen einzigen Zwischenfall oder irgendwelche Komplikationen, aber keinesfalls ein Allheilmittel. Sie wurde von Prof. Dr. med. Do Thanh Kiem, Neurologe und Psychologe aus Hanoi, der seit 1988 an der Ungarischen Akademie der Wissenschaft forscht, aus der Verknüpfung asiatischer Heilkunst mit westlicher Medizin entwickelt. Erstmals wurde sie 1997 in dem Buch *Schmerzfrei durch Ong song* im Herbig Verlag der Öffentlichkeit vorgestellt. Seitdem feiert sie große Erfolge. Sie kann insbesondere bei Kopf- und Rückenschmerzen, aber auch bei einer Vielzahl sonstiger Schmerzzustände und Erkrankungen, die von Veränderungen der Wirbelsäule verursacht werden, eine große Hilfe sein und in verhältnismäßig kurzer Zeit eine Besserung erreichen bzw. zu einer Heilung führen.

Die in den vorausgegangenen Kapiteln dargestellten physiologischen Grundlagen zusammenfassend, kann gesagt werden: Es geht darum, die Störfaktoren an der Wirbelsäule und ihrem Umfeld, also am primären Ort des Krankheitsgeschehens, zu beseitigen.

Die Arbeit des Therapeuten

Der Therapeut wirkt mit seinen Händen gezielt ein auf:

- verhärtete und verspannte Muskeln und Bänder,
- in ihrer Lage verschobene Wirbel,
- Kiefergelenke, Wirbelgelenke und Bandscheiben.

Dadurch wird der beeinträchtigte Fluss in Blut- und Lymphgefäßen und von Nervenbahnen wieder hergestellt. Außerdem werden die Bandscheiben durch den stetigen Wechsel von Unter- und Überdruck durch eine Förderung der Diffusion besser mit Nährstoffen versorgt und an den Wirbelgelenken wird die vermehrte Produktion von Gelenkschmiere angeregt (s. a. S. 74).

Aktive Mitarbeit des Patienten

Für den Behandlungserfolg ist die *aktive Mitarbeit des Patienten* von entscheidender Bedeutung:

- durch angeleitete Eigenbewegung während der Behandlung,
- durch regelmäßiges Ausführen der Van-dong-Grundübungen zu Hause zur Therapieunterstützung,
- durch Fortsetzung der Grundübungen nach der Therapie zur Vorbeugung und Vermeidung von Rückfällen.

Für den Behandlungserfolg ist die aktive Mitarbeit des Patienten von entscheidender Bedeutung

Die Ong-song-Therapie erreicht ihre Ziele damit auf einem anderen Weg als die üblichen Behandlungsmethoden. Denen ist gemeinsam, dass der Patient bei der Behandlung immer passiv ist und dass nur äußere Kräfte auf seine Wirbelsäule einwirken und die körpereigenen Kräfte nicht genutzt werden.
Wie die *Eigenbewegung* die Folgen von Fremdeinwirkung verändert, mögen *zwei Beispiele* zeigen:

Drehen Sie am Lenkrad eines stehenden Autos. Das geht ohne Servolenkung sehr schwer. Aber in dem Moment, in dem die Reifen auch nur ein wenig rollen, kann die Lenkbewegung viel leichter ausgeführt werden.

Wie die Eigenbewegung die Folgen von Fremdeinwirkung verändert

Stellen Sie sich neben Ihren Partner und schieben Sie ihn an – nicht zu sanft, denn er soll den Impuls ja spüren, aber auch nicht so fest, dass er dabei umkippt. Er wird dagegen halten und sich versteifen, sodass Sie ihn nicht aus dem Gleichgewicht bringen können (siehe Abb. 16a). Jetzt machen Sie das Gleiche, während Ihr Partner neben Ihnen nicht steht, sondern geht. Sie werden sehen, dass er dabei eher zur Seite weicht (siehe Abb. 16b).

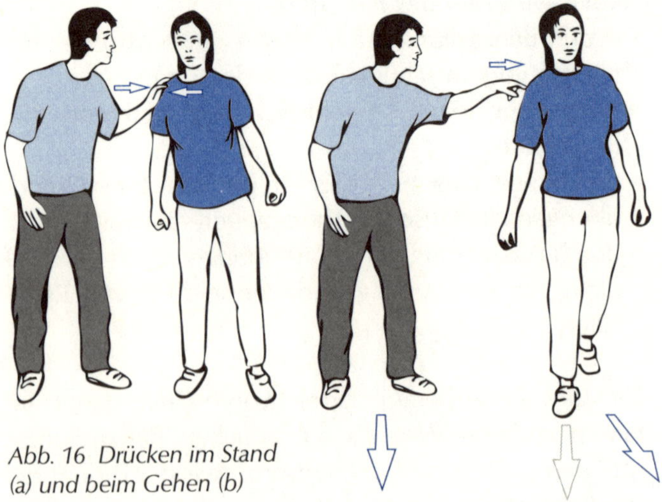

Abb. 16 Drücken im Stand (a) und beim Gehen (b)

Das heißt, nur unter Ihrer eigenen Bewegung kann der Therapeut bei Ihnen die notwendigen Handgriffe so ausführen, dass Ihre Wirbelsäule schonend wieder ihre richtige, funktionstüchtige Lage erhält mit der richtigen spannungsfreien Position der einzelnen Wirbel.

Einwirkung auf einen Patienten ohne Eigenbewegung ist nicht nur weniger hilfreich, sie kann sogar gefährlich sein. Ist nämlich die von außen einwirkende Kraft zu groß, kann sie zu weiteren Verletzungen der Wirbelsäule führen, wie es mitunter bei chirotherapeutischem »Einrenken« verschobener Wirbel geschieht.

Zu beachten ist weiter, dass die Eigenbewegung des Patienten langsam durchgeführt wird. Schnelle Bewegungen sind weniger kontrollierbar. Hinzu kommt, dass ein blockiertes, trockenes Gelenk nicht unvorbereitet bewegt werden sollte. Es muss sanft wieder in Bewegung gebracht werden (siehe Abb. 21 auf S. 135).

Zu beachten ist, dass die Eigenbewegung des Patienten langsam durchgeführt wird

Durch die Eigenbewegung werden die Muskeln zudem warm und weich und lockern sich besser als nur durch Massage (maximale, optimale Tiefenwirkung).

Obwohl der Grundsatz medizinischer Behandlung heißt, dass »nicht in den Schmerz hinein« behandelt werden soll, geht die Ong-song-Therapie anders vor. Schmerz bedeutet ja nicht, dass man sich nicht mehr bewegen darf. Im Gegenteil. Es geht darum, den Schmerz durch behutsame Dehnung zu lösen. Auch dazu ist die aktive Bewegung des Patienten nötig, denn dadurch entstehen Kräfte, die viel größer sind und viel feiner über die Schmerzgrenze zu kontrollieren sind als die allein durch einen Therapeuten von außen zugeführten (s. a. S. 167)

Es geht darum, den Schmerz durch behutsame Dehnung zu lösen

So wird durch langsame, kontrollierte Bewegungen die Wirbelsäule unter aktiver Mitwirkung des Patienten wieder in ihren ursprünglichen Zustand gebracht. Die vorher blockierten Wirbelgelenke werden wieder beweglich, die Bandscheiben wieder elastisch und verdrehte Wirbel gelangen wieder – wie von selbst – in ihre ursprüngliche Position. Da alle Wirbel längs der Wirbelsäule durch die Bänder und Muskeln verbunden

Durch langsame, kontrollierte Bewegungen wird die Wirbelsäule unter aktiver Mitwirkung des Patienten wieder in ihren ursprünglichen Zustand gebracht

sind, muss immer die gesamte Wirbelsäule und nicht nur der unmittelbare Bereich der Störung behandelt werden. Mit dieser logischen und durch Erfahrung gesicherten Methode werden die Selbstheilungskräfte der Patienten optimal aktiviert.

Die Natur hat es so eingerichtet, dass der Mensch sich auch bei Schmerz oder Verletzung noch bewegen kann

Die Natur hat es so eingerichtet, dass der Mensch sich auch bei Schmerz oder Verletzung noch bewegen kann. Für unsere Urahnen war diese Fähigkeit sogar überlebenswichtig, denn wer sich im Urwald nicht bewegen konnte, war eine »leichte Beute«.

Die Diagnose zur Ong-song-Therapie

Die Anamnese des Patienten – sie umfasst nicht nur die Vorgeschichte seiner Krankheit, sondern berücksichtigt auch seine Lebens- bzw. seine Leidensgeschichte, die oft Jahrzehnte umfassen kann!

Bevor die Diagnose der Ursachen von Kopf- und Rückenschmerzen gestellt und mit der gezielten Behandlung begonnen werden kann, muss möglichst lückenlos die Anamnese des Patienten erfragt werden. Sie umfasst nicht nur die Vorgeschichte seiner Krankheit, sondern berücksichtigt auch seine Lebens- bzw. seine Leidensgeschichte, die oft Jahrzehnte umfassen kann! Denn führen wir uns einmal kurz vor Augen, was die Wirbelsäule bereits alles erleidet, bis ein Kind laufen gelernt hat. Immer wieder fällt es zunächst auf den Po, wobei seine Wirbelsäule gestaucht wird. Im späteren Verlauf der Kindheit und in der Jugend folgen dann Stürze aus verschiedenen Höhen beim Spielen (z. B. vom Baum, von der Rutsche, vom Klettergerüst) und beim Sport (z. B. Fußballspielen, Reiten, Geräteturnen). Eltern beobachten diese Missgeschicke mit Sorge, und das mit Recht! Das Kind steht aber in der Regel gleich wieder auf und macht weiter, und wir denken oft gar nicht daran, dass viele der späteren Probleme ihren Ursprung in diesen Stürzen haben. Es ist nur schwer vorstellbar, dass diese vielen Stürze (nach vorne, auf Knie und Hände, den Kopf oder nach hinten auf das Steißbein) ohne bleibende Schäden abgehen sollen. Kurz: Man sollte die unendlich vielen Möglichkeiten, die zur Verschiebung der Wirbelsäule führen können, einmal ernsthaft ins Auge fassen. Leider wird aber heute die Tatsache, dass Veränderungen der Wirbelsäule bereits sehr früh beginnen können, zu wenig beachtet. Sie sind jedoch sogar sehr häufig gegeben, wie die tägliche Erfahrung zeigt. Bei der Mehrzahl der Patienten in unserer Praxis war die Erkrankung im Erwachsenenalter auf einen Sturz in der Kindheit zurückzuführen. Bei einer Patientin sogar auf einen Sturz von Papis Schulter. Die Betroffenen können sich selbst kaum oder überhaupt nicht daran erinnern: Erst eine gezielte Anamnese durch den Arzt oder Nachfragen bei den Eltern oder Verwanden weisen den Weg zu diesen so wesentlichen Ursachen. Ein Sturz kann eine Kettenreaktion auslösen, die erst viele Jahre später Wirkung zeigt. Normalerweise haben die Wirbelgelenke ein Spiel von 1–3 mm: Schon eine Änderung ihrer Stellung um nur 1 mm bedeutet eine Sperrung von etwa 30%. Daraus resultiert eine Einschränkung der Beweglichkeit und eine Verspannung der Muskulatur, die wiederum Druck auf die Nerven und Blutgefäße im Bereich der Wirbelsäule ausübt. Dadurch wird sowohl die Versorgung mit Sauerstoff und Nährstoffen als auch die Entsorgung von Schlacken gehemmt. In der Kindheit ist davon nichts zu spüren, ungefähr ab dem 25. Lebensjahr jedoch beginnt der biologische Abbau des Körpers, und im Verlauf von Jahren und Jahrzehnten entwickeln sich aus diesen vorbestehenden minimalen Schädigungen Veränderungen, welche den Verschleiß und die Degeneration der Wirbelsäule begünstigen

Bei der Mehrzahl der Patienten in unserer Praxis war die Erkrankung im Erwachsenenalter auf einen Sturz in der Kindheit zurückzuführen

In der Kindheit ist davon nichts zu spüren, ungefähr ab dem 25. Lebensjahr jedoch beginnt der biologische Abbau des Körpers

und zu besonders schlimmen Beschwerden führen können. Um es noch einmal ganz deutlich herauszustellen: Selbst wenn nach einer Verletzung in der Kindheit die Verspannung der Muskulatur und die Fehlstellung der Wirbel noch so geringfügig sein sollten, lässt der Faktor Zeit sie häufig zu einer – verborgenen – Ursache von verschiedenen Erkrankungen im Erwachsenenalter werden.

Die Anamnese

Ein spezieller Fragebogen

Dafür wurde ein *Fragebogen* entwickelt, den der Patient ausfüllt und der dem Arzt wichtige Anhaltspunkte gibt, denen er im darauf folgenden Gespräch genauer nachgehen kann. Besonders wichtig ist die Antwort auf die Frage: *Welche Unfälle haben Sie in Ihrem Leben erlitten?* Dabei geht es, wie bereits im vorangegangenen Abschnitt erklärt, auch um scheinbar harmlose »Unfälle« wie Sportunfälle, einen Treppensturz oder das Aufschlagen mit dem Kopf auf einer Eisfläche. Die meisten Patienten können sich zwar nicht gleich an ein solches Ereignis erinnern, aber durch gezieltes Hinterfragen kommen häufig doch noch entscheidende Hinweise zutage.

Weitere Fragen lauten:

- Wegen welcher Beschwerden kommen Sie zur Behandlung, und seit wann haben Sie diese?
- Bei welchen Tätigkeiten oder Bewegungen werden Sie durch die Schmerzen behindert?
- Hat sich Ihr Zustand in letzter Zeit verschlechtert?
- Welche Diagnosen wurden bei Ihnen bisher gestellt?
- Mit welchen Therapien wurden bisher Ihre Beschwerden behandelt?
- Nehmen Sie zurzeit Medikamente gegen die Beschwerden ein?

- Sind Sie schon einmal operiert worden?
- Leiden Sie noch unter anderen Krankheiten?

Die Untersuchung

Ist Ihnen das nicht auch schon einmal passiert? Sie sitzen in der Praxis einem Arzt gegenüber, Sie reden mit ihm – und er stellt eine Diagnose, ohne Ihren Körper angeschaut, geschweige denn angefasst zu haben. Das ist, als würde man die Qualität eines Essens beurteilen, ohne überhaupt davon probiert zu haben. Ebenso wie Sie kosten müssen, um zu wissen, wie etwas schmeckt, muss der Arzt Sie genau anschauen, um wirklich eine sinnvolle Diagnose stellen zu können. Auf die ausführliche Anamnese folgt daher eine genaue körperliche Untersuchung, durch die gewissermaßen ein »Wirbelsäulen-Status« erstellt wird. Zunächst erfolgt vor jeder Behandlung von Kopfschmerzen und Migräne eine genaue Zahnuntersuchung, bei der auf Folgendes geachtet wird: Zahnstatus, Kiefergelenke, Frühkontakte, Kaumuskulatur, Kopfbeweglichkeit sowie die Untersuchung der Halswirbelsäulen- und Schultermuskulatur auf mögliche Druckschmerzpunkte. Bei Bedarf bekommt der Patient dann individuelle Lockerungsübungen und für die Kiefergelenke eine Aufbissschiene verordnet. Des Weiteren umfasst die Erstuntersuchung folgende Maßnahmen:

Verschiedene Maßnahmen der Erstuntersuchung

- Das *Anschauen*, um die Symmetrie der Körperhaltung zu überprüfen. Dabei wird z. B. darauf geachtet, ob der Kopf gerade gehalten wird und die Nase genau nach vorne weist, ob der Patient ganz gerade oder mit unterschiedlicher Beinlänge schief steht und ob er einen Rundrücken oder eine Hohlkreuzhaltung zeigt oder andere Abweichungen von der Norm wie etwa eine seitliche Krümmung der Wirbelsäule aufweist.

Prüfen der Beweglichkeit der Wirbelsäule

- Das *Prüfen der Beweglichkeit der Wirbelsäule* liefert wichtige Erkenntnisse über Schmerzursachen. Dazu muss der Patient bestimmte Bewegungen ausführen: Er bewegt den Kopf vor und zurück, dann nach rechts und nach links. Man registriert auf den ersten Blick oft kaum Bewegungseinschränkungen, weil der Patient sich innerhalb seiner Schmerzgrenze bewegt. Beim Bewegungsversuch in die Schmerzgrenze hinein erkennt man, wie viel von der früheren Bewegungsfreiheit verloren gegangen ist. Weiter soll er im Sitzen Kopf und Oberkörper nach vorne und zurück bewegen. Beim Bücken im Stehen wird der Finger-Boden-Abstand gemessen.

Abtasten der Wirbel und der Muskeln

- *Das Abtasten der Wirbel und der Muskeln* ermöglicht die Lokalisation von Schmerzursachen. Wenn der Patient Kopf und Rücken nach vorne beugt, drückt der Therapeut mit der Fingerkuppe leicht gegen die einzelnen Dornfortsätze der Hals- und Brustwirbelsäule. Wer mit den Fingern einzelne menschliche Haare ertasten kann, kann auch im Millimeterbereich liegende minimale Wirbelverschiebungen, Blockaden und Muskelverspannungen korrekt durch die Haut orten. Die 20-jährige Erfahrung von Prof. Kiem ermutigt zu der Aussage, dass man hier garantiert fündig wird, denn schon die kleinste Veränderung der Wirbelsäule kann durch den Faktor Zeit zu einer erheblichen Belastung des Körpers mit weitreichenden Folgen führen. Bei einem Bandscheibenvorfall beispielsweise wird der Patient beim Druck auf die kritische Stelle einen blitzartigen, stechenden Schmerz an der Körperstelle verspüren, die von dem irritierten Nerv versorgt wird. Des Weiteren werden beim Abtasten verhärtete schmerzhafte Muskelpartien aufgespürt (siehe z. B. Abb. 8 auf S. 82) sowie

Hautareale, die auffällig warm, kalt oder nass sind, was ebenfalls in die Diagnose mit einbezogen wird. Die Haut ist ein wichtiges Organ, das viel über Ihren Körper und Ihre Seele verrät. Wie sie sich unter Berührung und in Bewegung verhält, kann wichtige Auskünfte über Ihren Gesundheitszustand geben.

Die Haut ist ein wichtiges Organ, das viel über Ihren Körper und Ihre Seele verrät

- *Das Prüfen von peripheren Schmerzstellen und neurologischen Reflexen*. Dies lässt Rückschlüsse auf das Segment der Wirbelsäule zu, von dem die Funktionsstörung ausgeht.

Prüfen von peripheren Schmerzstellen und neurologischen Reflexen

- *Röntgenbilder, Computertomogramme oder Kernspinaufnahmen* der Wirbelsäule, vor allem der Hals- und Brustwirbelsäule, sind für eine Diagnose bei Funktionsstörungen nicht unbedingt erforderlich, jedoch in komplizierten Fällen sehr nützlich. Die meisten Patienten bringen die Aufnahmen ohnehin von sich aus mit, weil sie von den zuvor behandelnden Ärzten angefertigt worden sind, häufig sogar mehrmals. Es ist leider eine Tatsache: Die Ong-song-Therapie ist in nahezu allen Fällen nicht die erste Maßnahme zur Behandlung, sondern die letzte Hoffnung bereits mehrfach erfolglos behandelter Patienten.

Als Beispiel seien die Röntgenaufnahmen des Patienten Klaus Z. angefügt. Abbildung 17a zeigt die besondere Form eines »Hohlkreuzes« mit relativ gerade nach vorne weisender Lendenwirbelsäule und übertriebenem Knick zum stark nach hinten gekippten Kreuzbein. Dass diese Fehlhaltung über stark verspannte untere Rückenmuskeln zu heftigen Kreuzschmerzen führte, ist leicht nachzuvollziehen. Abbildung 17b, die vom selben Orthopäden nach unserer siebenmonatigen Behandlung aufgenommen wurde, zeigt ein-

Besondere Form eines »Hohlkreuzes« – starke Rückenschmerzen

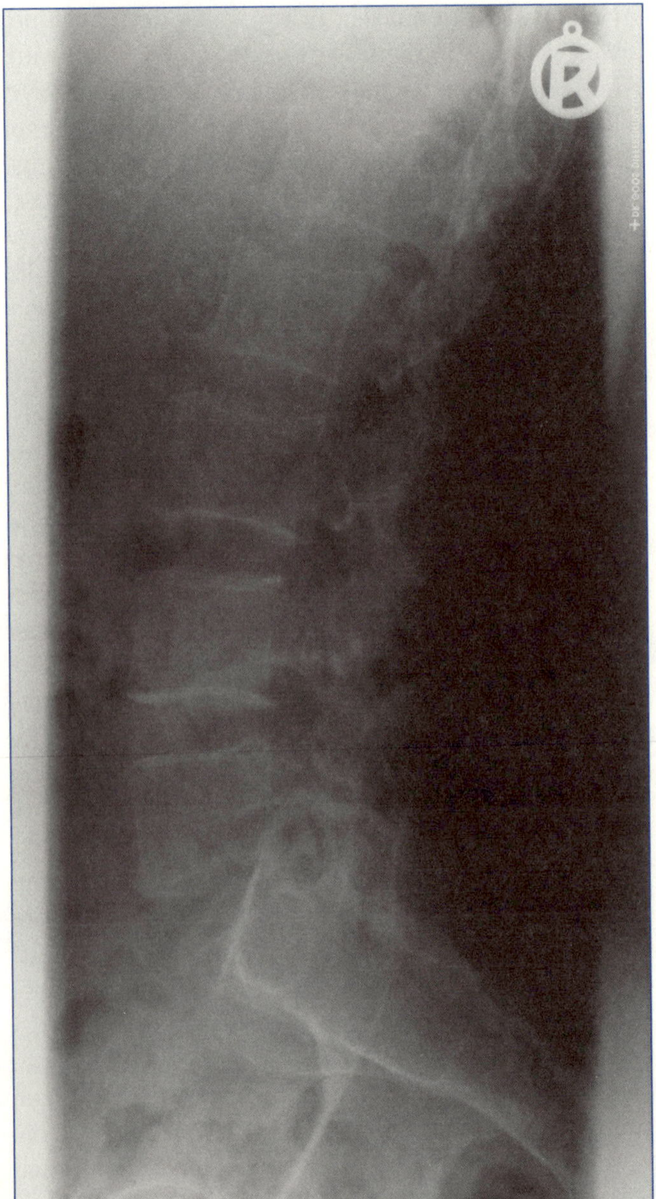

Abb. 17a Hohlkreuz mit Knick zum Kreuzbein vor der Behandlung

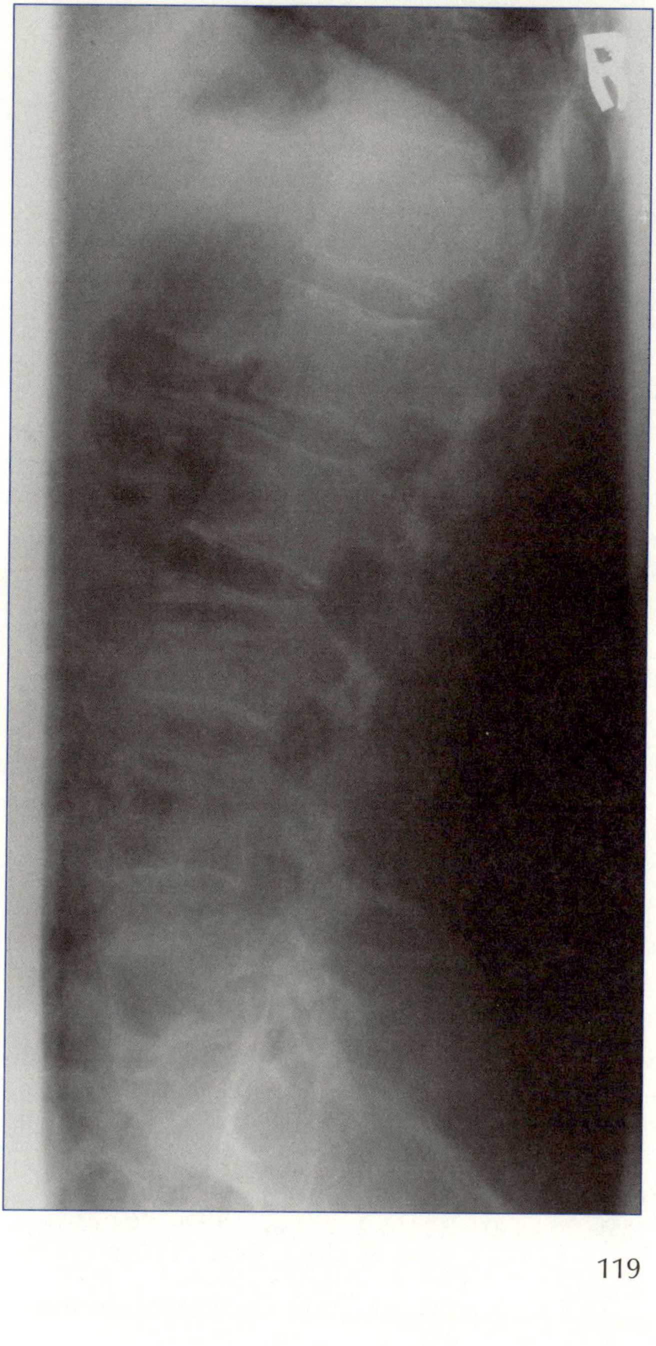

Abb. 17b Hohlkreuz ohne Knick zum Kreuzbein nach der Behandlung – harmonische, natürliche Biegung der Wirbelsäule

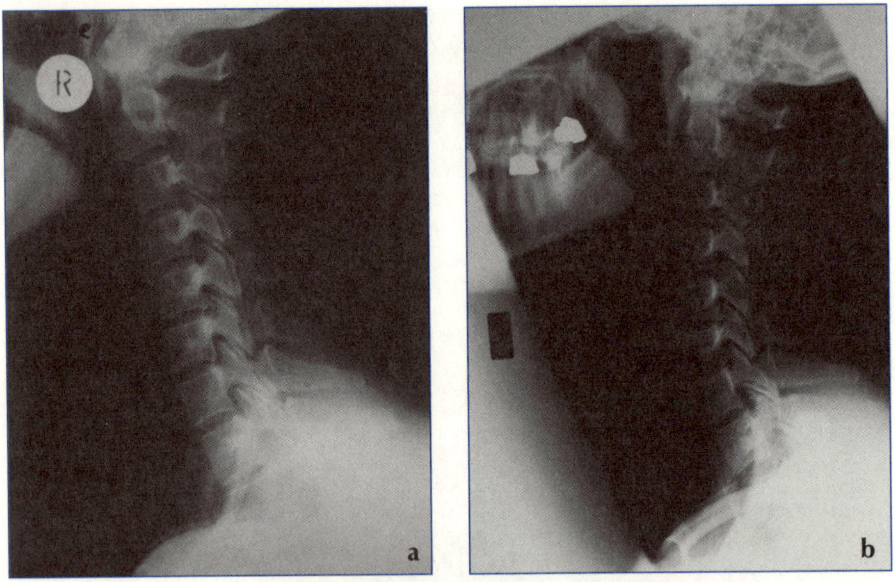

*Abb. 18 Halswirbelsäule einer langjährigen Migränepatientin
a vor, b nach der Behandlung*

drucksvoll den Erfolg der Therapie: Die Lendenwirbelsäule hat ihre natürliche Krümmung nach vorne wiedergewonnen, wobei gleichzeitig der Knick zum Kreuzbein deutlich zurückgegangen ist. Der Patient ist seitdem von Kreuzschmerzen frei.
Angesichts der Tatsache, dass es in der Regel Lageveränderungen der Wirbel im Millimeterbereich sind, die es zu beheben gilt, ist die hier erfolgte Rückführung einer krankhaften Veränderung der Wirbelsäulenkrümmung in der Dimension eines Zentimeters ein bemerkenswerter Erfolg.

Nicht weniger beeindruckend ist die Röntgenaufnahme (siehe Abb. 18) der Halswirbelsäule einer Patientin, die über 15 Jahre lang als unheilbarer Migränefall galt. Trotz des knöchern verwachsenen zweiten und dritten Segments (bedingt durch einen früheren Unfall, bei dem sie sich mit ihrem Auto überschlagen hatte) ist es durch eine achtmonatige Behandlung gelungen,

- die Migräneanfälle zu beseitigen, und dies seit über zehn Jahren,
- das gesamte Halswirbelsäulen-Segment aus einer abnormen geraden Zwangsstellung in eine entspannte bzw. neutrale, d. h. natürliche Lage zu bringen.

Ein ähnlicher Erfolg konnte bei einer etwa 50-jährigen Patientin mit seit über zwölf Jahren bestehendem Spannungskopfschmerz erzielt werden, bei der die Röntgenaufnahme (siehe Abb. 19) die praktisch völlige Normalisierung des Halswirbelsäulen-Segments erken-

Abb. 19 Halswirbelsäulen-Segment einer Patientin mit Spannungskopfschmerz a vor, b nach der Behandlung

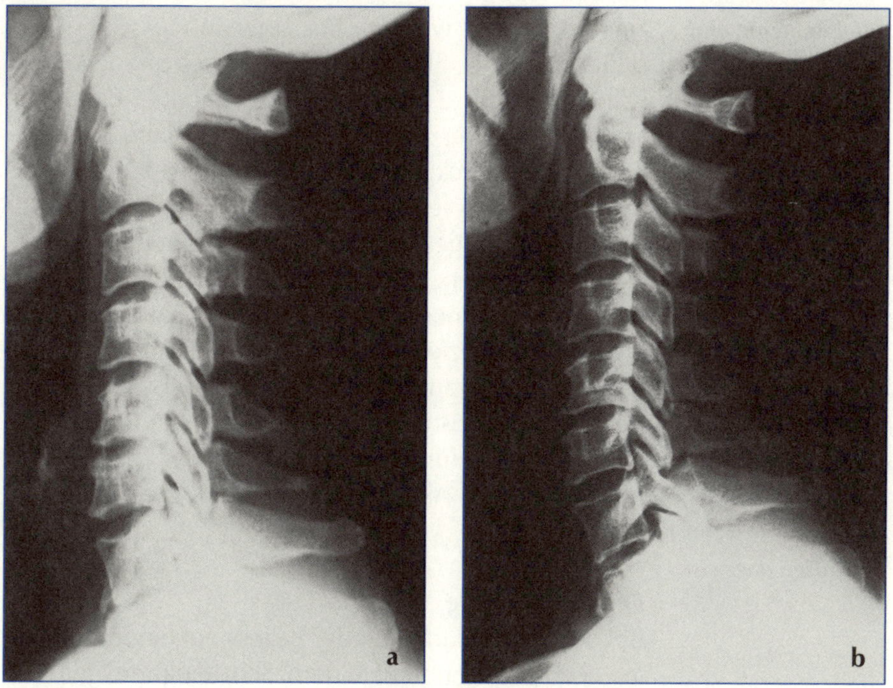

nen lässt. Und für die Patientin das Wichtigste: Sie wurde von ihren Kopfschmerzen und Schwindelanfällen befreit.

Die Praxis der Ong-song-Therapie

Bei der Linderung bzw. Heilung von Migräne, Kopf- und Rückenschmerzen geht es im Wesentlichen darum, die Beweglichkeit der Wirbelsegmente und damit die Funktionsfähigkeit der Wirbelsäule wieder herzustellen

Bei der Linderung bzw. Heilung von Migräne, Kopf- und Rückenschmerzen geht es im Wesentlichen darum, die Beweglichkeit der Wirbelsegmente und damit die Funktionsfähigkeit der Wirbelsäule wieder herzustellen; die Ong-song-Therapie wird deshalb auch als *Funktionstherapie der Wirbelsäule* bezeichnet. Das wird erreicht, indem Lage und Beweglichkeit jedes einzelnen Wirbels vom Hals bis zum Becken mit den Fingern geprüft werden. Bei einer festgestellten Verschiebung oder Blockade wird der betroffene Wirbel während der Eigenbewegung des Patienten durch dosierten Druck mit den Fingern langsam in die ursprüngliche Lage zurückgeführt. Spezielle Bewegungen führen dazu, dass »eingerostete« Wirbelgelenke wieder gelöst und »ausgetrocknete« Bandscheiben wieder regeneriert werden. Der Therapeut unterstützt die angeleiteten langsamen Bewegungen des Patienten oder arbeitet mit speziellen Griffen dagegen. Auf diese Weise wird die gesamte Wirbelsäule gelockert. Dadurch können die Selbstheilungskräfte des Patienten und die von außen zugeführten sanften Kräfte des Therapeuten im Sinne einer Aktivtherapie optimal zusammenwirken.

Der Therapeut unterstützt die angeleiteten langsamen Bewegungen des Patienten oder arbeitet mit speziellen Griffen dagegen

Die Behandlung

Bei der Behandlung sitzt der Patient auf einem *speziellen Stuhl,* der entfernt einem Schaukelpferd auf vier

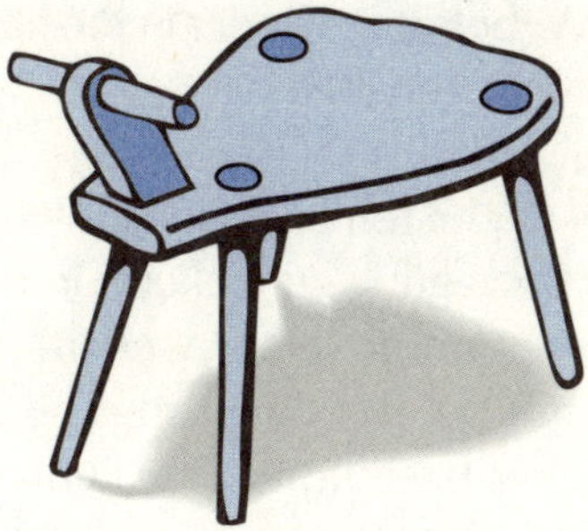

Abb. 20 Der Behandlungsstuhl

festen Beinen ähnelt, und der Therapeut steht hinter ihm (siehe Abb. 20).

Der Sitz hat keine Lehne, damit Bewegungen in allen drei Dimensionen ungehindert möglich sind. Er hat vorn einen Griff, damit sich der Patient in einer Art Reitstellung nicht nur mit den Beinen, sondern auch mit den Händen abstützen kann; das vermittelt Sicherheit und vermindert eine Verkrampfung der Muskulatur.

Die Behandlung selbst beginnt mit einer leichten Massage zur Entspannung des Patienten und zur Lockerung der Muskulatur. Danach werden vom Therapeuten die einzelnen Wirbelkörper abgetastet, auf ihre Beweglichkeit geprüft und in der Gesamtheit gelockert. Werden die richtigen Handgriffe mehrfach hintereinander ausgeführt, können unbewegliche, unterversorgte Wirbelgelenke ihre Beweglichkeit wiedergewinnen. Auf diese manuell-natürliche Weise lassen sich auch verschobene Bandscheiben und fehlstehende Wirbel bewegen und auf ihren ursprünglichen Platz zurückführen: Werden sowohl der darüber liegende als auch der darunter liegende Wirbel ein wenig nach oben bzw. unten geschoben, wird die dazwischen liegende Bandscheibe bzw. der Wirbel aus seiner abweichenden Stellung befreit und von den Bändern und

Vom Therapeuten werden die einzelnen Wirbelkörper abgetastet, auf ihre Beweglichkeit geprüft und in der Gesamtheit gelockert

Muskeln der Wirbelsäule wieder in die richtige Position gezogen und dort gehalten.

Wichtiges Ziel der ersten zwei Behandlungen ist es, die Wirbel durch Bewegung zu lockern

Wichtiges *Ziel* der ersten zwei Behandlungen ist es, die Wirbel durch Bewegung zu lockern. In den folgenden Behandlungen kommt eine weitere Komponente hinzu, die es nur bei der Ong-song-Therapie gibt. Der Patient führt ganz bestimmte Streckübungen über die Schmerzgrenze hinaus durch. Gleichzeitig übt der Therapeut mit Daumen und Finger einen gezielten, nach oben gerichteten Druck auf einzelne Wirbel aus. Diese gemeinsame Aktivität von Patient und Arzt hat eine außerordentlich gute Wirkung: Durch die wohl dosierte »Schubkraft« nach oben werden die Wirbel ein wenig auseinander gezogen; so entsteht eine Art Vakuum, von dem eine Sogwirkung ausgeht, und dies führt zu zwei wichtigen Veränderungen. Zum einen kommt es zu einer Entschlackung von Gewebe der Wirbelsäule selbst sowie von Gewebe der umgebenden Bereiche; zum anderen wird die Bandscheibe wieder in ihre ursprüngliche Lage gezogen.

Gemeinsame Aktivität von Patient und Arzt hat eine außerordentlich gute Wirkung

Bei der Behandlung der *Halswirbelsäule* hält der Therapeut den Unterkiefer des Patienten mit der einen Hand fest und führt mit ihr den Kopf. Mit der anderen Hand, insbesondere mit dem Daumen, werden – wie eben beschrieben – die Wirbel zunächst einzeln bewegt und danach in ihrer Lage leicht verschoben. Bei einer anderen Anwendung werden vom Therapeuten erst die Wirbel mit Finger oder Daumen bewegt, dann wird mit den Händen der Kopf des Patienten geführt. Bei beiden Behandlungsweisen bewegt der Patient seinen Kopf genau nach den Anweisungen, die ihm der Therapeut gibt.

Bei der Behandlung der *Brust- und Lendenwirbelsäule* wird vom Therapeuten mit der einen Hand die Schulter des Patienten geführt, mit der anderen werden die einzelnen Wirbel bewegt bzw. verschoben. Auf seine Anweisungen hin führt der Patient verschiedene Bewegungen in den drei Dimensionen aus, wie Beugen, Drehen, Kreisen und Strecken. Darin wird er vom Therapeuten unterstützt, der entweder die Bewegungen verstärkt, um eine Blockierung durch Schmerzreflexe zu überwinden, oder ihnen entgegenwirkt, damit der Patient eine größere Kraft zur Ausführung aufwenden muss.

In allen Fällen jedoch gilt der Grundsatz, dass nicht nur der schmerzende verletzte oder degenerierte Bereich zu behandeln ist, sondern die Beweglichkeit und darüber hinaus die Funktionsfähigkeit der *gesamten Wirbelsäule* wieder herzustellen ist. Auf diese Weise erreicht die Ong-song-Therapie die entscheidende Wende zur Heilung und Besserung: Die Nerven werden von schädigendem Druck befreit, sodass Schmerzen sowohl an der Wirbelsäule als auch in entfernten Geweben und Organen vergehen; die Durchblutung wird verbessert, sodass alle Strukturen der Wirbelsäule wieder über die Arterien ausreichend mit Sauerstoff und Nährstoffen versorgt und über die Venen und Lymphgefäße von Abfallstoffen befreit werden. Dadurch werden die Selbstheilungskräfte des Körpers unterstützt.

Die Nerven werden von schädigendem Druck befreit

Zur Behandlung gehört auch die *Mobilisation anderer Gelenke* wie die der Schultern und Ellenbogen, der Hand-, Knie- und Fußgelenke, bei Kopfschmerzen und Migräne auch der Kiefergelenke und insbesondere der

Zur Behandlung gehört auch die Mobilisation anderer Gelenke

Kopfgelenke (1. und 2. Halswirbel) sowie der Ohrmuscheln. Damit sind die wichtigsten Voraussetzungen dafür geschaffen, dass der Organismus seine Selbstheilungskräfte mobilisieren kann, um Gesundheitsstörungen zu beseitigen und Erkrankungen zu heilen.

Eine Behandlung mit der Ong-song-Therapie bei Kopfschmerzen und Migräne dauert etwa 20 Minuten

Eine Behandlung mit der Ong-song-Therapie bei Kopfschmerzen und Migräne dauert etwa 20 Minuten.

In den Tagen zwischen zwei Behandlungen muss der Patient weiterhin aktiv mitarbeiten, indem er zu Hause regelmäßig und richtig die Grundübungen des für die Ong-song-Therapie unverzichtbaren Van-dong-Übungsprogramms (s. S. 132–S. 150) ausführt. Die Übungen unterstützen die Behandlung und sollten auch in der Folgezeit zur Vorbeugung weiterhin täglich durchgeführt werden.

Der Behandlungserfolg

In manchen Fällen bewirkt die Ong-song-Therapie schon nach der ersten Behandlung eine Linderung der Schmerzen

In manchen Fällen bewirkt die Ong-song-Therapie schon nach der ersten Behandlung eine Linderung der Schmerzen. Es ist aber auch eine so genannte Erstverschlimmerung möglich. Die davon betroffenen Patienten verspüren Schmerzen, ähnlich wie bei einem Muskelkater, und fühlen sich »wie durch den Wolf gedreht«, wie es manche schildern. Eine solche Erstverschlimmerung, auch Heilkrise genannt, ist auch von anderen Verfahren der Naturheilkunde bekannt und kein schlechtes Zeichen. Sie ist vielmehr eine Reaktion des Körpers darauf, dass »eingerostete« Gelenke wieder bewegt und verkürzte oder verspannte Muskeln sowie Bänder, Kapseln oder Sehnen wieder gedehnt worden sind. Insbesondere eine chronische

Verspannung oder eine lange bestehende Verkürzung der Muskulatur kann nicht von heute auf morgen behoben werden; dazwischen liegt immer ein akuter Zustand, der sich als Erstverschlimmerung äußert. Diese vergeht nach kurzer Zeit von selbst, und danach verbessert sich der Gesundheitszustand stetig. Bedenkliche Nebenwirkungen oder gar Komplikationen der Therapie gibt es nicht. Wichtig ist, dass der Patient auf ausreichende Flüssigkeitszufuhr achtet und mindestens drei Liter Wasser am Tag trinkt.

Nach vier bis sechs Behandlungen innerhalb von zwei bis drei Wochen kommt es in der Regel zu einer deutlichen Besserung des Zustandes und bald darauf bestenfalls zur Heilung. Sollte das nicht der Fall sein, was äußerst selten vorkommt, steckt eine andere Erkrankung hinter den Beschwerden, die mit anderen Mitteln und Methoden behandelt werden muss.

Nach vier bis sechs Behandlungen innerhalb von zwei bis drei Wochen kommt es in der Regel zu einer deutlichen Besserung des Zustandes

Aber 80% der Patienten mit Kopf- und Rückenschmerzen aller Art, die von Funktionsstörungen der Wirbelsäule ausgehen, könnte geholfen werden.

Ein großer *Vorteil* der Ong-song-Therapie und der Van-dong-Übungen besteht darin, dass den Patienten die Belastungen durch Operationen und stark wirksame Medikamente samt deren Nebenwirkungen erspart bleiben. Die Patienten lernen dabei unter fachmännischer Anleitung, lange Zeit vernachlässigte, natürliche Bewegungen auszuführen, und dabei können sie genau genommen nichts falsch machen. Die wieder erlernte richtige Bewegung muss allerdings durch tägliche Übung erhalten werden, damit es nicht erneut zu Verspannungen und in der Folge zu Fehlhaltungen kommt.

Ein großer Vorteil der Ong-song-Therapie und der Van-dong-Übungen besteht darin, dass den Patienten die Belastungen durch Operationen und stark wirksame Medikamente samt deren Nebenwirkungen erspart bleiben

In leichteren Fällen von Kopf- und Rückenschmerzen können Sie unserer Auffassung nach auch den Versuch machen, Prinzipien der Ong-song-Therapie an sich selbst anzuwenden

Selbsthilfe. In leichteren Fällen von Kopf- und Rückenschmerzen können Sie unserer Auffassung nach auch den Versuch machen, Prinzipien der Ong-song-Therapie an sich selbst anzuwenden und insbesondere die Van-dong-Übungen (s. S. 132–S. 150) regelmäßig durchzuführen. Wenn Sie ein gutes Gefühl für den Umgang mit Ihrem Körper haben, liegen Ihre Chancen nicht schlecht, damit wortwörtlich auf eigene Faust Therapieerfolge zu erzielen.

Notfälle

In *Notfällen* ist selbstverständlich auf jeden Fall ein Arzt aufzusuchen. Dies gilt insbesondere wenn:

- bestehende Schmerzen sich verschlimmern,
- beim Husten oder Niesen oder bei bestimmten Bewegungen der Schmerz in Arme oder Beine ausstrahlt,
- es in Armen oder Beinen zu Empfindungsstörungen oder Lähmungserscheinungen kommt,
- Probleme beim Wasserlassen oder Stuhlgang auftreten,
- in der so genannten Sattelregion, d. h. im After- und Genitalbereich, Taubheitsgefühl oder Ameisenkribbeln auftritt.

Wo finde ich einen Ong-song-Therapeuten?

Der geografische Schwerpunkt der Ong-song-Therapie in Deutschland liegt in Süddeutschland, überwiegend im Raum München. Durch Fortbildungsmaßnahmen erhöht sich die Zahl der qualifizierten Ong-song-Therapeuten ständig. Zunächst wird ein europa-, später ein weltweites Netzwerk zu Fragen von Kopf- und Rückenschmerzen sowie ihrer Erforschung und Behandlung nach den Grundsätzen der Ong-song-Therapie aufgebaut werden. Noch gibt es aber nicht überall Ong-song-Therapiezentren. Das heißt für Sie aber nicht, dass Sie auf Ong song verzichten müssen. Sprechen Sie mit Ihrem Arzt über diese Therapie. Verlangen Sie als mündiger Patient mehr als Röntgenbilder, Computertomogramme, Spritzen und Medikamente von ihm. Scheuen Sie sich auch nicht, bei Ihrer Krankenkasse nach entsprechenden Therapiemöglichkeiten zu fragen. Private Kassen übernehmen in der Regel die Kosten. Über das Internet können Sie sich unter *www.ongsong.de* aktuelle Informationen besorgen.

Verlangen Sie als mündiger Patient mehr als Röntgenbilder, Computertomogramme, Spritzen und Medikamente von Ihrem Arzt

Unterstützende Therapiemaßnahmen

Häufig ist es angebracht, die Ong-song-Therapie mit unterstützenden Maßnahmen zu begleiten, insbesondere dann, wenn starke Schmerzen oder zusätzliche Beschwerden bestehen. Natürlich gilt aber auch hier das vorher bereits Gesagte: Diese unterstützenden Maßnahmen dienen in erster Linie lediglich der Besserung von Symptomen und tragen nur unterstützend zur Beseitigung der eigentlichen Ursachen bei. Sie sind deshalb nur vorübergehend von Nutzen und auch nur für begrenzte Zeit anzuwenden.

Häufig ist es angebracht, die Ong-song-Therapie mit unterstützenden Maßnahmen zu begleiten

Medikamente

Schmerzstillende Medikamente lindern unmittelbar die akuten Schmerzen. Sie können aber auch die Entspannung verkrampfter Muskeln und damit den Regenerationsprozess der Wirbelsäule unterstützen. Starke, drogenähnliche Schmerzmittel sind abzulehnen, weil sie auf Dauer abhängig machen können. Empfohlen werden die klassischen Schmerzmittel wie

Acetylsalicylsäure, weltbekannt als Aspirin, oder Ibuprofen, deren Wirkung zumeist völlig ausreicht. Sie können allerdings mitunter den Magen eines Patienten irritieren und sollten deshalb nur für möglichst kurze Zeit angewendet werden, von Patienten mit Magengeschwüren überhaupt nicht. Bei Kindern sollte statt Aspirin Paracetamol gegeben werden.

Entzündungshemmende Medikamente können bei Patienten mit Wirbelsäulenproblemen erforderlich sein

Entzündungshemmende Medikamente können bei Patienten mit Wirbelsäulenproblemen erforderlich sein, weil diese in den meisten Fällen mit Entzündungen der betroffenen Wirbelgelenke einhergehen. Auch hierbei sollten ausschließlich so genannte nichtsteroidale Arzneimittel, z. B. Indometacin oder Diclofenac, angewendet werden, denn die »Steroid-Präparate« mit Kortison können insbesondere bei längerer Anwendung unerwünschte Nebenwirkungen haben.

Physikalische Therapie

Ultraschall lässt vor allem Wärme entstehen mit all ihren guten Wirkungen

Ultraschall dringt tief in den Körper ein und bringt dort Moleküle des Gewebes zum Schwingen. Das bewirkt eine Art Mikromassage und lässt vor allem Wärme entstehen mit all ihren guten Wirkungen: Die Muskulatur im Bereich von Hals- und Brustwirbelsäule wird entspannt, die Durchblutung wird verbessert, der Stoffwechsel der Zellen wird angeregt, Entzündungen und Schmerzen werden gelindert.

Kurzwellen sind elektromagnetische Wellen mit hoher Energie, die noch tiefer als Ultraschall in den Körper eindringen. Sie erzeugen Tiefenwärme, die ebenfalls Schmerzen rascher abklingen lässt, Muskeln entspannt sowie Gelenke lockert und so die Regeneration von Zellen und Gewebe fördert.

Mieder und Stützkragen gehören zu den einfachsten Formen der physikalischen Therapie – und zugleich zu ihren wirksamsten, aber auch unbeliebtesten. Allerdings sollte man einen Stützkragen nicht länger als einige Tage tragen. Zur Bekämpfung von Schmerzen sind sie manchmal besser geeignet als Tabletten. Mieder bzw. Stützkragen erreichen diese gute Wirkung, indem sie die statische Tragefunktion der Wirbelsäule mit übernehmen und dadurch geschädigte Bandscheiben entlasten, sodass diese schneller gesunden können. Darüber hinaus verhindern sie, dass sich Wirbel – die durch geschwächte Bänder nicht mehr fest genug gehalten werden – verschieben, und sie ermöglichen es diesen Bändern zugleich, sich ebenfalls wieder zu regenerieren.

Mieder und Stützkragen gehören zu den einfachsten Formen der physikalischen Therapie

Wie wichtig gerade diese Hilfsmittel sind, wollen viele Patienten nicht glauben, weil sie der irrigen Meinung sind, dass das Tragen eines Stützkragens oder eines Mieders im akuten Stadium die Muskulatur von Bauch und Rücken schwäche. Das ist aber nicht richtig. Es unterstützt die Muskulatur, sodass der Patient seine Wirbelsäule besser aufrecht halten kann als zuvor. Dies geschieht vor allem durch den ständigen leichten Druck auf die Wirbelgelenke, wodurch diese immer wieder in ihre ursprüngliche Lage geschoben werden. Somit ergibt sich durch das Tragen von Kragen und Mieder ein ähnlicher Effekt wie bei der Behandlung.

Mieder sind wichtige Hilfsmittel, sie unterstützen die Muskulatur

Die weiche Ausführung eines Mieders ist ein alltagstauglicher Kompromiss. Ihre Wirkung ist zwar etwas geringer, dafür aber behindert sie den Träger bei seinen Tätigkeiten und Bewegungen nicht so sehr. Solch ein Mieder sollte unbedingt während schmerzhafter Phasen und in Situationen getragen werden, wenn anstrengende Arbeiten im Stehen nicht zu vermeiden sind.

7 Das Van-dong-Übungsprogramm

Van dong heißt im Vietnamesischen schlicht »Bewegung«. *Aktive Bewegung* des Patienten ist, wie mehrfach hervorgehoben, eine wesentliche Voraussetzung für die Erfolge der Ong-song-Therapie. Die angeleitete aktive Bewegung des Patienten ist, wie auf Seite 122 beschrieben, während der Behandlung durch den Therapeuten nötig, um dessen Griffe in ihrer Wirkung zu optimieren.

Therapieunterstützung und Vorbeugung zu Hause

Das Van-dong-Übungsprogramm wurde speziell ausgewählt, damit der Patient zu Hause Bewegungsübungen in eigener Regie und Verantwortung durchführen kann

Das *Van-dong-Übungsprogramm* wurde speziell ausgewählt, damit der Patient *zu Hause* Bewegungsübungen in eigener Regie und Verantwortung durchführen kann, um in den Wochen der Behandlung den Heilerfolg zu fördern. Auch nach dem erfolgreichen Abschluss einer Behandlung gilt es die Übungen konsequent und regelmäßig weiterzuführen, um den Erfolg zu sichern und einen *Rückfall zu verhindern*.

Es gibt weit mehr als 300 Übungen für ein Training der Wirbelsäule. Diese Vielzahl überfordert jeden Patienten in dem Bemühen, die für ihn geeigneten herauszufinden. Wir stellen Ihnen deshalb in diesem Buch eine kleine Auswahl von Van-dong-Übungen vor, die sowohl sehr wirksam als auch sicher in der Anwendung sind.

Das Van-dong-Übungsprogramm dient aber auch Menschen, die sich noch gesund fühlen, zur *Vorbeugung*, um die normale Funktion ihrer Wirbelsäule möglichst lange zu erhalten und Erkrankungen zu vermeiden.

Das Van-dong-Übungsprogramm dient aber auch Menschen, die sich noch gesund fühlen, zur Vorbeugung

Wir sind der Meinung, dass eine derartige *Prophylaxe für die Wirbelsäule* ebenso eine Selbstverständlichkeit sein sollte wie die bekannten Vorsorgemaßnahmen für die Zähne. In der Zahnmedizin ist die Prophylaxe in den letzten 20 Jahren eine sogar von den Kassen bezahlte Leistung mit hervorragenden Ergebnissen geworden. Ähnlich sollte es sich mit den Bewegungsübungen zur Gesunderhaltung der Wirbelsäule verhalten. Die vorbeugende Bewegung zur Lockerung und Durchblutung der Wirbelsäule zeigt eine weitere Ähnlichkeit mit der vorbeugenden Reinigung der Zähne: Einmal pro Woche die Zähne besonders intensiv zu putzen, kann nicht die tägliche Reinigung ersetzen, ja, dies kann sogar die Verletzung des Zahnfleisches zur Folge haben. Ebenso kann eine Stunde intensiver Gymnastik einmal pro Woche die Wirkung kurzer täglicher Übungen nicht ersetzen. Ja, sie kann sogar eher schaden, da die Gelenke und Muskeln dabei zu sehr beansprucht werden. Dadurch besteht erhöhte Verletzungsgefahr. Nur *regelmäßige, tägliche Übungen* von zusammen etwa zehn Minuten ermöglichen auf Dauer eine gute Durchblutung und den Erhalt der Beweglichkeit der Wirbelsäule. Sie wirken heilend und vorbeugend bei Kopf- und Rückenschmerzen und verlangsamen altersbedingte Veränderungen. Das bestätigen

Täglich 2 x 5 Minuten üben

Vorbeugen ist allemal besser als Heilen

die Berichte ehemaliger Patienten. Jeder sollte sich in seinem eigenen Interesse die knappe Zeit für die täglichen Übungen nehmen, denn Vorbeugen ist allemal besser als Heilen.

Was beim Üben zu beachten ist

Zeitbedarf. Alle Übungen des Van-dong-Programms können in etwa fünf Minuten erledigt werden. Das Übungsprogramm sollte einmal am Morgen und einmal am Abend ausgeführt werden. Daraus ergeben sich übers Jahr gerechnet immerhin insgesamt mehr als 60 Stunden. Wer meint, er habe nicht zehn Minuten täglich Zeit für seine Gesundheit, der sollte sein übriges Tagespensum bedenken. Schließlich verbringt jeder von uns – laut Statistik – durchschnittlich täglich mehr als zwei Stunden vor dem Fernsehgerät.

Wirkung der Übungen

Zweck der Übungen. In erster Linie dienen sie der Dehnung und Lockerung des gesamten Gefüges der Wirbelsäule und ihres Umfeldes, aber auch der Gelenke von Kiefer, Kopf, Armen und Händen. Sie fördern die Durchblutung und den Stoffwechsel. Dadurch üben sie nicht nur eine heilende Wirkung auf geschädigte Stellen aus, sondern zeigen darüber hinaus eine positive Wirkung auf den gesamten Organismus (s. S. 74).

Durchführung der Übungen. Die Morgenübungen sollten gleich nach dem Erwachen ausgeführt werden. Wie sinnvoll sie am *Morgen* sind, demonstrieren Katzen und Hunde, die sich nach dem Aufwachen erst einmal recken und strecken, bevor sie sich fortbewegen. Am Morgen empfiehlt es sich, *die ersten vier Übungen noch im Bett* auszuführen. Sie machen nach der langen Schlafenszeit nicht nur die Muskeln geschmeidiger und die Gelenke beweglicher, sondern auch den Kopf wach und klar. Die anderen Übungen können nach dem Aufstehen gewissermaßen nebenbei absolviert werden – zum Beispiel beim Duschen oder wenn man morgens durch die Wohnung geht oder darauf wartet, dass der Kaffee durchläuft. Am *Abend* sind z. B. Fernsehpausen geradezu prädestiniert zum Üben. Gehen Sie niemals ins Bett, ohne sich gelockert zu haben, weil Sie die Belastungen des Tages in den Schlaf mit hineinnehmen und dabei noch verstärken.

Alle Übungen sollten mit *normaler Atmung* in einem gut gelüfteten Raum ausgeführt werden.

Wichtig ist, dass die Übungen ganz langsam gemacht werden. Wie gefährlich zu schnelle und ruckartige Bewegungen für verspannte Muskeln und Gelenke sind, mag Ihnen der folgende Modellversuch verdeutlichen (siehe Abb. 21). Wenn Sie z. B. Honig und Mehl mit einem Plastikspatel zu einer homogenen Masse verrühren wollen, gelingt dies nur bei behutsamer, langsamer Rührbewegung. Bei ruckartiger, schneller Bewegung ist das Risiko hoch, dass der Spatel bricht.

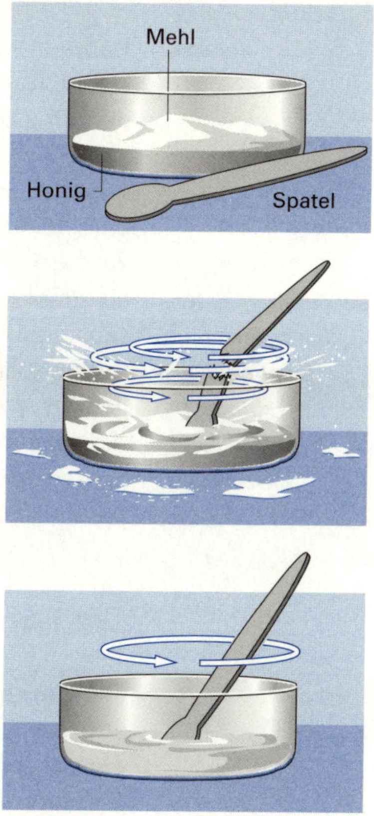

Empfehlenswert ist weiter, den jeweiligen Bewegungsablauf *ganz bewusst* auszuführen. Das unterstützt die Aktivierung der jeweiligen Muskeln.

Abb. 21 Modellversuch: Folgen rascher und langsamer Bewegung

Bei der Dehnung sollte man bis an die Schmerzgrenze gehen und sogar etwas in den Schmerz hinein dehnen

Bei der Dehnung sollte man bis an die Schmerzgrenze gehen und sogar etwas *in den Schmerz hinein* dehnen. Die erreichte Endposition ist dann etwa zehn Sekunden lang beizubehalten. Die Schmerzintensität wird dabei nachlassen, was als angenehm empfunden wird.

Wippen oder Nachfedern ist unbedingt zu unterlassen. Dabei besteht die Gefahr zu unkontrollierter Überdehnung oder Überlastung.

Bei ausstrahlenden Schmerzen und Empfindungsstörungen Übungen nicht ausführen

Vorsicht. Sollte es größere Schwierigkeiten bereiten, eine der Übungen auszuführen, so ist diese weniger oft zu machen als empfohlen. Sollten dabei Schmerzen ausstrahlen oder Empfindungsstörungen wie »Ameisenlaufen« oder »Pelzigsein« in Armen oder Beinen auftreten, sollten die Übungen überhaupt nicht mehr ausgeführt werden und dem Therapeuten umgehend davon berichtet werden. Dieser muss dann nach der Schmerzursache forschen und entsprechende Therapie-Entscheidungen treffen.

Die Van-dong-Übungen im Einzelnen

Die Van-dong-Übungen umfassen 16 Normalübungen, von denen 15 täglich zweimal und eine mindestens einmal pro Woche durchzuführen ist, sowie vier Sonderübungen, die man je nach Bedarf alle zwei bis drei Tage ausführen sollte. Besonders Letztere dienen der gezielten »Selbstbehandlung«.

Die Normalübungen

1. *Beckenübung* (siehe Abb. 22): Auf dem Rücken liegen, die Arme seitwärts anwinkeln, die Beine mit geschlossenen Knien anziehen; erst die Knie so weit wie möglich zur linken Seite bewegen und

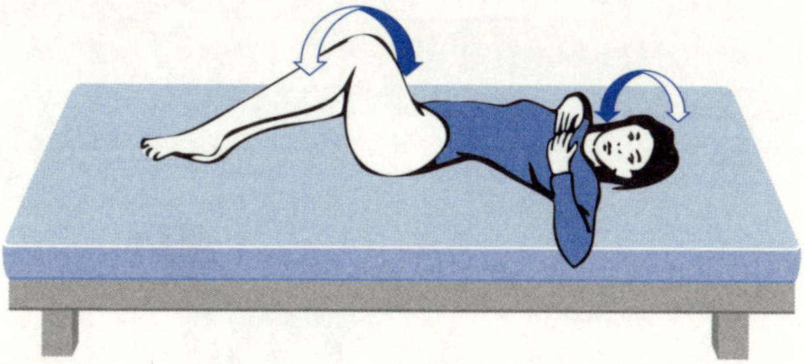

Abb. 22
Beckenübung

zugleich den Kopf nach rechts drehen, wobei die Schultern nicht bewegt werden; dann dieselben Bewegungen zur jeweils anderen Seite hin ausführen – also die Knie nach rechts und den Kopf nach links; abwechselnd jeweils dreimal.

2. *Fersensitz* (siehe Abb. 23): Mit beiden Beinen nebeneinander hinknien, das Gesäß nach hinten auf die Fersen senken; den Oberkörper mit den ausgestreckten Armen so weit wie möglich nach vorn strecken; etwa 20 Sekunden lang halten.

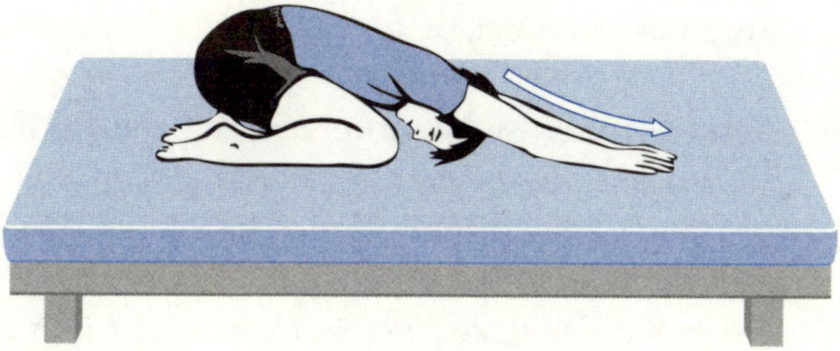

Abb. 23
Fersensitz

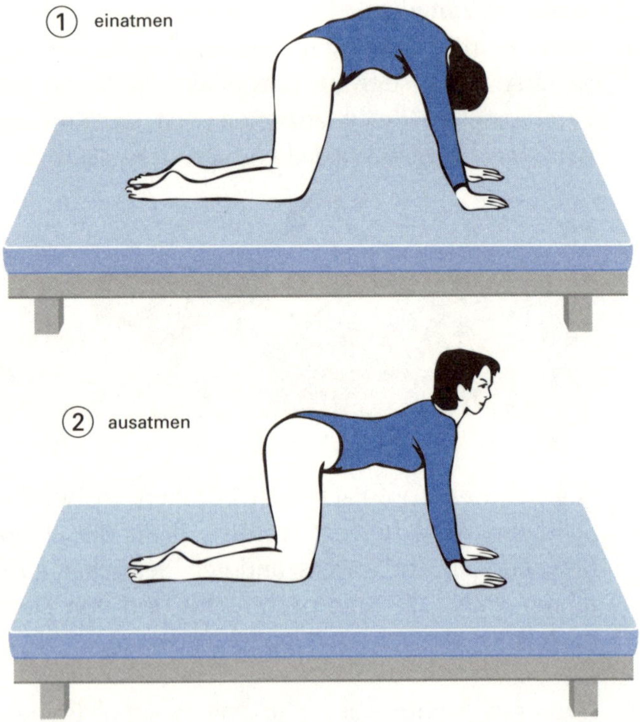

Abb. 24
Vierfüßlerstand

3. *Vierfüßlerstand* (siehe Abb. 24): Mit beiden Beinen nebeneinander hinknien, den Oberkörper waagerecht nach vorn beugen und ihn mit beiden Händen senkrecht nach unten abstützen; die Wirbelsäule abwechselnd nach oben (»Katzenbuckel«) und nach unten (»Streckrücken«) durchdrücken; insgesamt fünfmal.

4. *Beckenkippen* (siehe Abb. 25). Auf die Bettkante setzen und die Beine aneinander stellen. Mit aufrechtem Oberkörper Becken nach hinten schieben und dabei bewusst ausatmen. Dabei machen Sie einen Katzenbuckel, der Rücken wölbt sich nach

hinten, der Kopf schaut nach unten. Diese Stellung – Sie werden den Dehnungsdruck spüren – etwa zehn Sekunden halten. Einatmend dann das Becken nach vorne schieben. Der Brustkorb öffnet sich, Sie gehen ins Hohlkreuz und schauen dabei nach oben; etwa fünf Sekunden halten. Langsam ausatmend das Becken wieder nach hinten kippen usw. Wichtig ist, dass die ganze Bewegung aus dem Becken heraus erfolgt. Kopf und Brustkorb folgen quasi automatisch der Schiebebewegung des Unterkörpers. Das mag Ihnen zunächst etwas ungewohnt erscheinen, aber nach einigen Versuchen haben Sie schnell »den Dreh raus«.

Diese ersten vier Übungen werden noch im Bett, sozusagen »im Halbschlaf« ausgeführt. Die Übungsdauer von fünf Minuten wird erst ab der fünften Übung gezählt.

Wichtig ist, dass die ganze Bewegung aus dem Becken heraus erfolgt

Diese ersten vier Übungen werden noch im Bett ausgeführt

Abb. 25
Beckenkippen

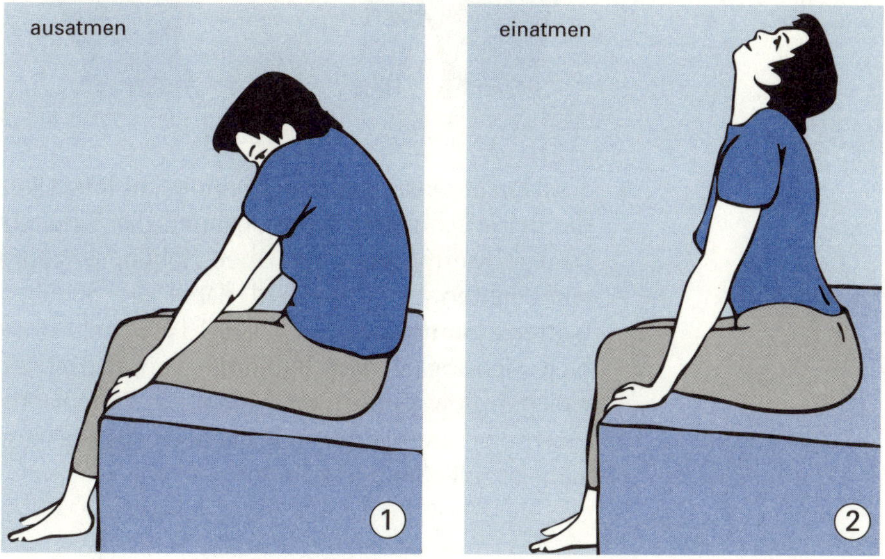

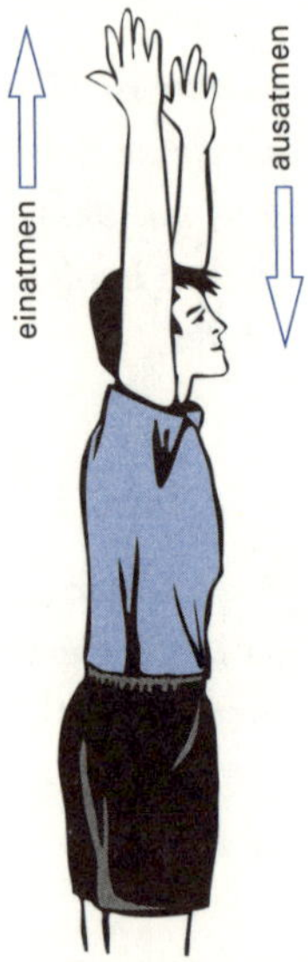

Abb. 26 Schulter-Arm-Übung 1

5. *Schulter-Arm-Übung 1* (siehe Abb. 26): Aufrecht hinstellen, die Beine in Schulterbreite auseinander; erst beide Arme gleichzeitig etwa fünf Sekunden lang möglichst weit nach oben strecken, sodass die Oberarme an den Ohren anliegen, und dabei auf maximale Dehnung achten, die Arme dann ebenso lange locker hängen lassen; jeweils dreimal.

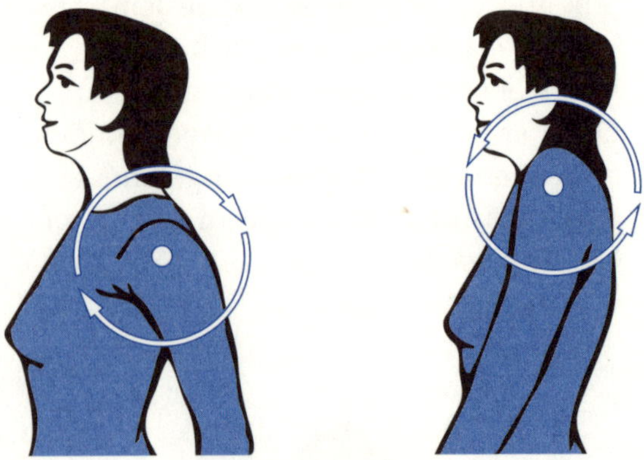

Abb. 27 Schulterkreisen

6. *Schulterkreisen* (siehe Abb. 27): Aufrecht hinstellen, die Beine schulterbreit auseinander; die Schultern so weit wie möglich nach oben ziehen, sie zuerst nach hinten bewegen und dabei die Schulterblätter zusammenziehen, dann die Schultern so weit wie möglich nach unten drücken; danach die gleichen Bewegungen nach vorne ausführen. Abwechselnd jeweils zweimal; die Bewegungen langsam, aber fließend ausführen.

7. *Schulter-Arm-Übung 2* (siehe Abb. 28): Dieselbe Stellung wie in der vorhergehenden Übung; einen Arm locker hängen lassen, den anderen so weit wie möglich nach oben strecken, dann zusätzlich die Schulter noch anheben; dieselbe Übung mit dem anderen Arm ausführen; abwechselnd jeweils zweimal.

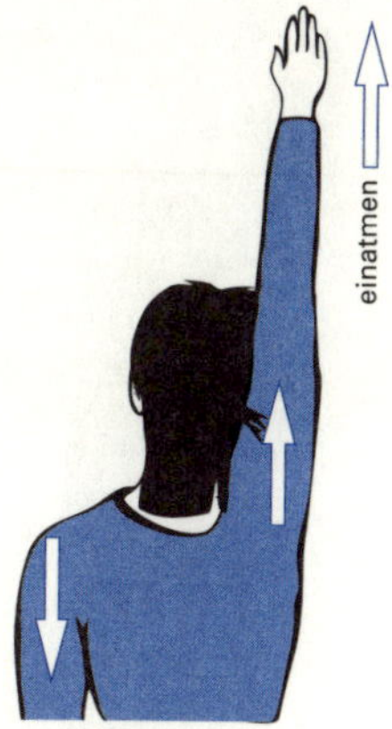

Abb. 28 Schulter-Arm-Übung 2

8. *Kopfkreisen* (siehe Abb. 29): Dieselbe Ausgangsstellung wie in Übung 7; den Kopf nach vorn neigen, ihn ganz, ganz langsam kreisend bewegen, erst links herum, dann rechts herum; abwechselnd jeweils zweimal. Keine Angst, falls dabei Knirschen, Knacken und Reibegeräusche zu hören sind – das ist anfangs normal und gibt sich mit der Zeit. Sollte dabei Schwindel oder Unwohlsein auftreten, empfiehlt es sich, auf das Kreisen zu verzichten und lediglich die Bewegungen nach rechts und links sowie nach vorne und hinten auszuführen. Eventuell führen Sie die Übung erst nach Rücksprache mit Ihrem Arzt durch.

Abb. 29 Kopfkreisen

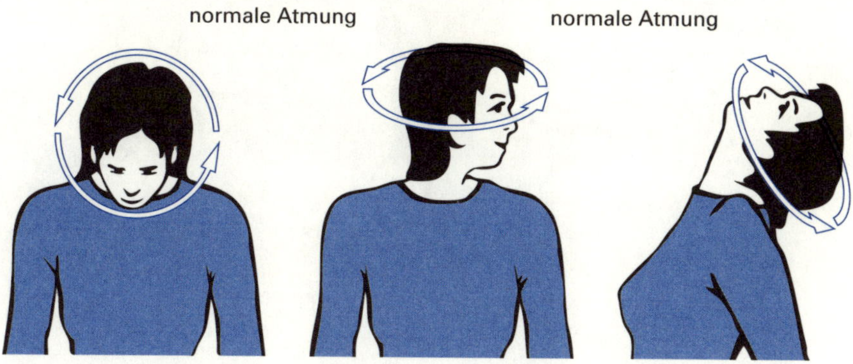

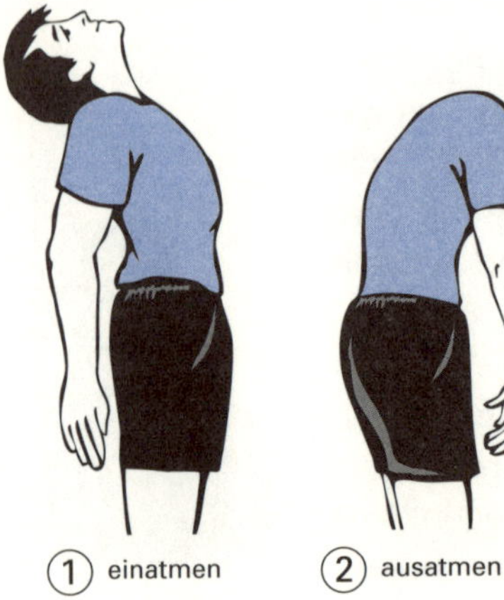

Abb. 30
Katzenbuckel

9. *Katzenbuckel* (siehe Abb. 30): Aufrecht hinsetzen oder hinstellen; erst die Schultern nach vorn nehmen, das Kinn auf die Brust drücken, die Arme nahe an den Körper ziehen; dann den Kopf und die Schultern langsam nach hinten bewegen, gleichzeitig die Arme ausbreiten und die Wirbelsäule nach vorn zu einem Hohlkreuz durchdrücken; vier- bis fünfmal wiederholen.

10. *Kniebeugen* (siehe Abb. 31): Vor der Schmalseite einer geöffneten Tür in etwa 40 cm Abstand aufrecht hinstellen, mit jeweils zwei Fingern der Hände links und rechts an der Türklinke festhalten; erst den Kopf senken und langsam in die Hocke gehen, wobei die Fersen fest am Boden bleiben; dann den Kopf heben und den Körper aufrichten; vier- bis fünfmal wiederholen.

Abb. 31
Kniebeugen

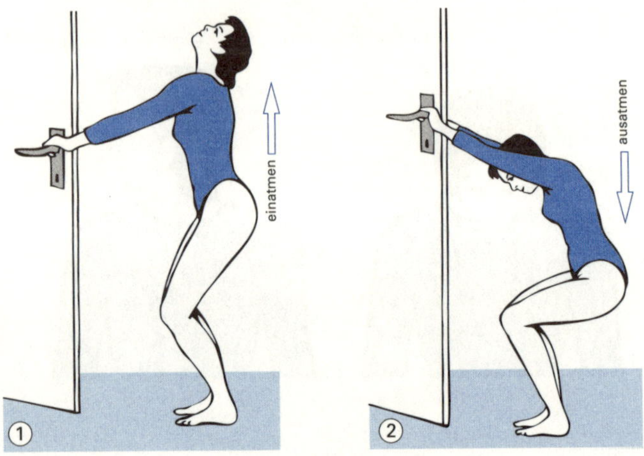

11. *Sand schaufeln* (siehe Abb. 32): Aufrecht hinstellen; den Oberkörper mit den Armen voran möglichst weit nach unten beugen; erst den Kopf nach oben heben, dann den Oberkörper langsam aufrichten und dabei die Wirbelsäule zu einem Hohlkreuz durchdrücken, abschließend den Kopf weit nach hinten strecken; vier- bis fünfmal wiederholen.

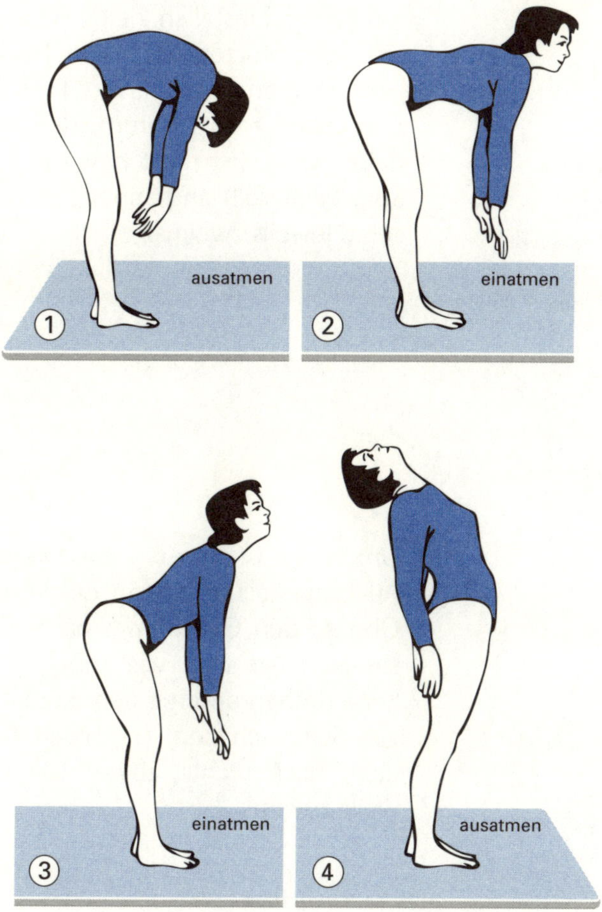

Abb. 32
Sandschaufeln

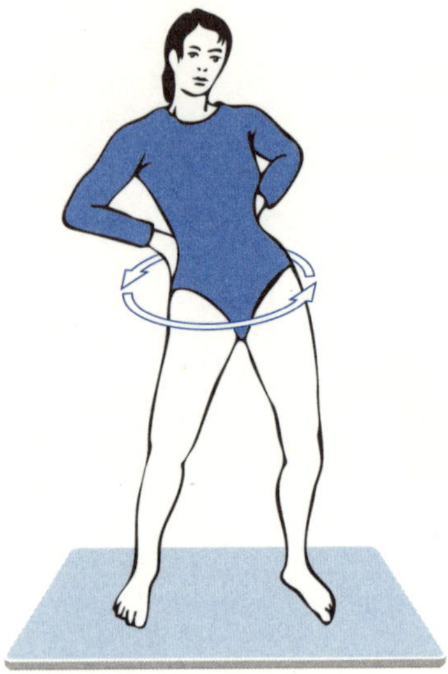

Abb. 33 Langsamer Hula-Hoop

12. *Langsamer Hula-Hoop* (siehe Abb. 33): Mit etwa 30–40 cm weit gespreizten Beinen hinstellen, beide Hände in die Taille stützen; mit dem Becken ganz langsam kreisen, erst links herum, dann rechts herum, den Kopf dabei möglichst nicht bewegen, ihn aber keinesfalls anspannen; abwechselnd jeweils zweimal.

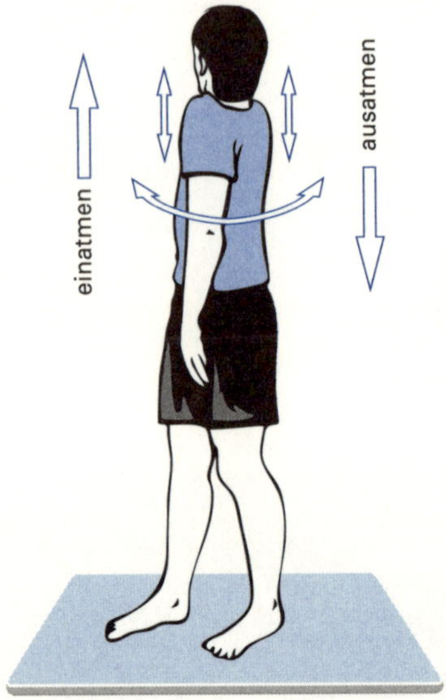

13. *Umdrehen* (siehe Abb. 34): Dieselbe Ausgangsstellung wie in der vorigen Übung; den Oberkörper nach oben strecken, so weit wie möglich zur Seite drehen und mit dem Kopf ganz zur Seite schauen; erst nach links, dann nach rechts; abwechselnd jeweils zweimal.

Abb. 34 Umdrehen

14. *Zur Seite neigen* (siehe Abb. 35): Dieselbe Ausgangsstellung wie in der vorigen Übung; den Oberkörper samt Kopf so weit wie möglich zur Seite neigen; erst nach links, dann nach rechts; abwechselnd jeweils zweimal. Dabei während der Bewegung jeweils ganz ein- bzw. ausatmen und in der Endposition vier Sekunden verweilen.

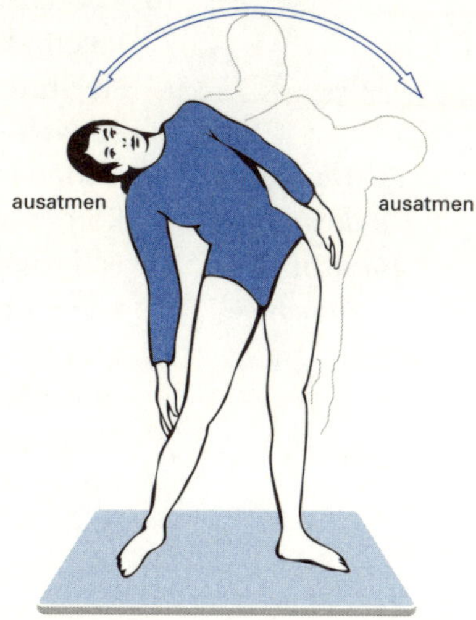

Abb. 35
Zur Seite neigen

15. *Finger- und Handgelenkübungen* (siehe Abb. 36):

A. Erst ein Handgelenk mit der anderen Hand fest umfassen und es langsam kreisen lassen; erst nach links, dann nach rechts; dann dieselbe Übung mit dem anderen Handgelenk ausführen; abwechselnd jeweils zweimal.

B. Die Finger beider Hände strecken und spreizen und dann langsam zur Faust ballen; jeweils zweimal.

C. Die gestreckten Finger etwas nach hinten drücken und sie dabei leicht überdehnen. Zum Abschluss die Finger leicht massieren.

D. Als Fleißaufgabe: Die Füße ähnlich bearbeiten wie die Hände.

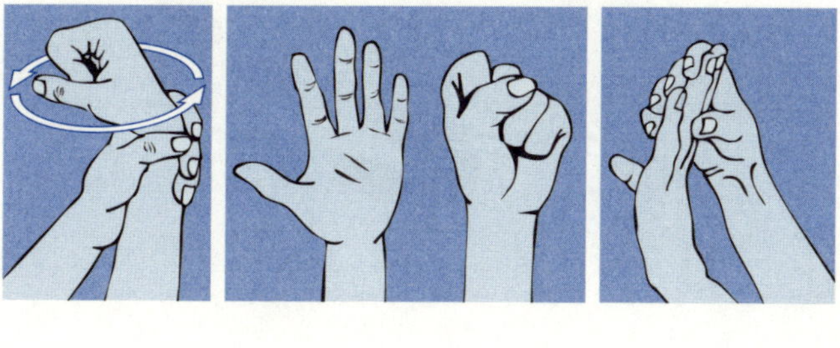

Abb. 36
Handgelenkübungen

Diese Übung ist in dreifacher Hinsicht eine Ausnahme

16. *Rückenstärkung* (siehe Abb. 37): Auf den Bauch legen, die Füße unter einen Schrank stecken oder sie vom Partner festhalten lassen; den Oberkörper so weit aufrichten, dass das Kinn 10 cm über dem Boden ist; die Arme eng anlegen; dann den Oberkörper allein durch Muskelkraft so weit wie möglich aufrichten; ist das erreicht, den Oberkörper wieder bis etwa 10 cm über dem Boden absenken und ihn dann erneut so weit wie möglich aufrichten; insgesamt zehnmal.

    Diese Übung ist in dreifacher Hinsicht eine Ausnahme. *Erstens:* Sie ist die einzige Übung aus dem Van-dong-Programm, die Kraft erfordert; sie erreicht eine Stärkung der Rückenmuskulatur und hat darü-

Abb. 37 Rückenstärkung

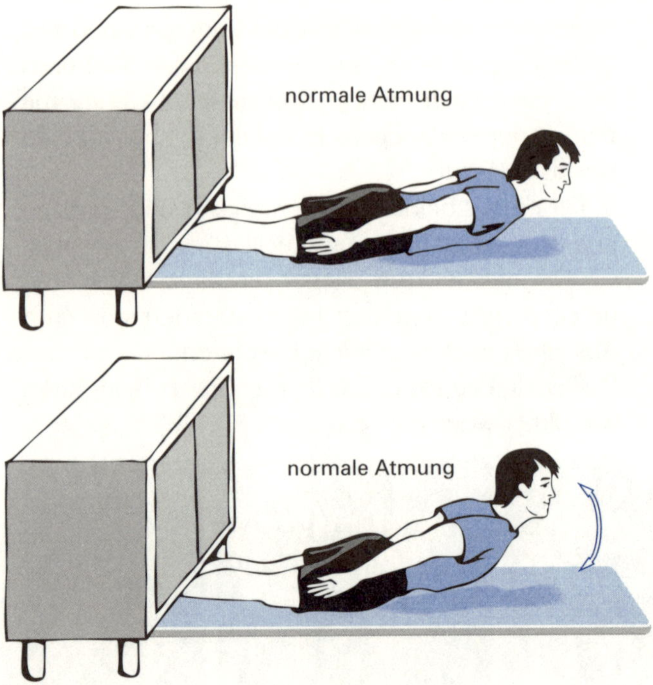

ber hinaus große Wirkung auf Wirbelkörper und Bandscheiben. *Zweitens:* Sie muss in der Regel nicht an jedem Tag ausgeführt werden, einmal in der Woche genügt zum Gesundbleiben. *Drittens:* Sie kann selbst dann noch helfen, wenn bereits Probleme mit der Wirbelsäule bestehen und schon Schmerzen aufgetreten sind; dann allerdings ist sie täglich auszuführen, und zwar 10- bis 20-mal. Rückenschmerzen sind zwar ein Anzeichen dafür, dass etwas nicht in Ordnung ist; sie sind aber kein Anlass dafür, diese Übung nicht zu versuchen. Im Gegenteil: Diese Übung zur Rückenstärkung kann zur Selbstheilung verhelfen, indem sie mit der Kraft der körpereigenen Muskulatur und durch große und gleichmäßige Vakuumkräfte der Wirbelgelenke leicht von der Normalstellung abgewichene Wirbelkörper oder Bandscheiben wieder in die gesunde Position »zieht« und damit die Ursache für die Schmerzen auf ganz natürliche Weise rechtzeitig beseitigt.

Diese Übung zur Rückenstärkung kann zur Selbstheilung verhelfen

Sie dürfen diese Übung allerdings nicht ausführen, wenn Schmerzen in die Beine ausstrahlen! »Normale Rückenentspannung« ist dagegen unbedenklich und die wohltuende Wirkung tritt schon nach wenigen Minuten ein.

Mit der regelmäßigen Ausführung des Normalprogramms der Van-dong-Übungen Nr. 1 bis 16 haben Sie Ihre Gesundheit im wahrsten Sinne des Wortes selbst in der Hand genommen. Die folgenden Sonderübungen sollten Sie erst dann angehen, wenn Sie mit den normalen Übungen des Van-dong-Programms schon ganz gut vertraut sind.

Mit der regelmäßigen Ausführung des Normalprogramms der Van-dong-Übungen Nr. 1 bis 16 haben Sie Ihre Gesundheit im wahrsten Sinne des Wortes selbst in der Hand genommen

Die Sonderübungen

Die Sonderübungen dienen dazu, die gesamte Wirbelsäule Zentimeter für Zentimeter zu pflegen und ihr ihre ursprüngliche Beweglichkeit wiederzugeben.

Vorab dazu ein paar wichtige Anmerkungen:
Diese Übungen sollten Sie pro Woche zweimal, maximal dreimal machen.

In der langsamen Bewegung geben Sie Ihrer Wirbelsäule die Möglichkeit, ihre ursprüngliche anatomische Position wie von selbst wiederzufinden

Sie sollten sie *besonders langsam ausführen*. Dann können Sie nichts falsch machen. In der langsamen Bewegung geben Sie Ihrer Wirbelsäule die Möglichkeit, ihre ursprüngliche anatomische Position wie von selbst wiederzufinden.
Am Anfang tut die eine oder andere der Sonderübungen vielleicht etwas weh, aber das legt sich nach einiger Zeit. Sollte der Schmerz jedoch in die Beine oder den Bauchraum ausstrahlen, brechen Sie die Übung bitte sofort ab.

Die Übungen sind wie folgt auszuführen:

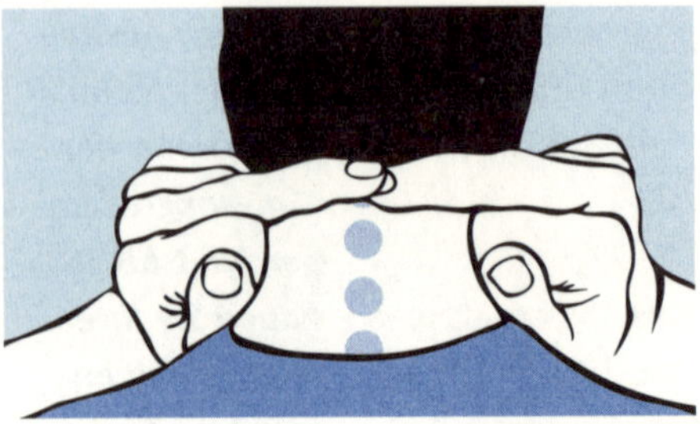

Abb. 38 Halswirbel-Druckübung

1. *Halswirbel-Druckübung* (siehe Abb. 38): Legen Sie Ihre beiden Zeigefinger mit den Kuppen auf die Dornfortsätze der Halswirbelsäule und bewegen Sie den Kopf langsam vor und zurück. Üben Sie dabei mit den Fingern einen leichten Druck aus. Beginnen Sie am Haaransatz und gehen Sie Zentimeter für Zentimeter nach unten, etwa 10 cm weit. Sie werden merken, dass nicht alle Stellen in gleichem Maß schmerzempfindlich sind. Nach drei bis vier Wochen spüren Sie bereits eine dauerhaf-

te Linderung des Druckschmerzes. Diese Übung ist besonders wichtig bei Migräne, Kopfschmerzen, Schwindel und Müdigkeit.

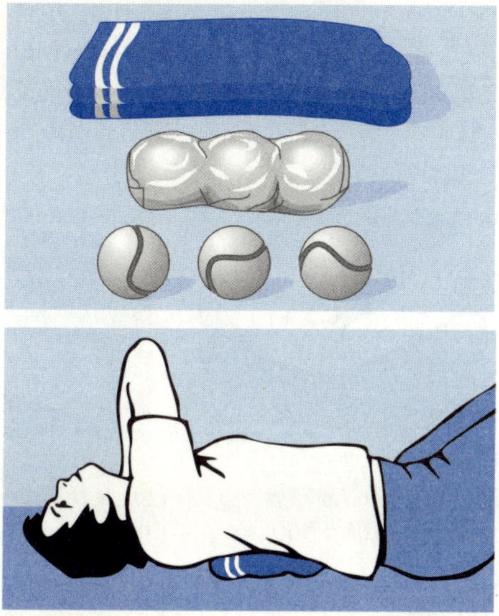

Abb. 39 Brustwirbel-Tennisball-Übung

2. *Brustwirbel-Tennisball-Übung* (siehe Abb. 39): Drei Tennisbälle, bei großen Menschen vier, in eine dicke Socke stecken. Ein Handtuch so zusammenfalten, dass es etwa so hoch wie ein Tennisball wird. Das zusammengefaltete Handtuch über die Socke mit den Bällen breiten. Nun legen Sie sich so auf diese künstliche Erhöhung im Bett, dass die Bälle zwischen den Schulterblättern längs auf die Brustwirbelsäule drücken. Durch das Eigengewicht des Oberkörpers wird das ganze Segment automatisch gelockert. Atmen Sie ruhig und tief. Der Kopf sollte dabei wegen der Gefahr der Überstreckung auf einem kleinen Kopfkissen ruhen.
Ziehen Sie jetzt die beiden Schultern parallel zur Bettebene, quasi waagerecht nach oben zu den Ohren hoch, verharren etwa fünf Sekunden in dieser Stellung und senken sie dann wieder. Fünfmal wiederholen. Dabei nicht verkrampfen. Anschließend können Sie auf dieser Erhöhung den Oberkörper auch etwa 5 cm weit seitlich hin- und herbewegen, ähnlich wie bei Übung 14. Die Hände liegen neben dem Körper auf dem Bett (in der Abbildung sind sie nur deshalb nach oben gerich-

Durch das Eigengewicht des Oberkörpers wird das ganze Segment automatisch gelockert

tet, um die korrekte Lage der Bälle und des Handtuchs darstellen zu können).

Schon nach ganz kurzer Zeit werden Sie deutlich spüren, wie das Gewicht Ihres Oberkörpers in Verbindung mit der langsamen Bewegung und der tiefen Atmung die einzelnen Wirbelverbindungen etwas auflockert. Probieren Sie es aus und Sie werden sehen, es klappt.

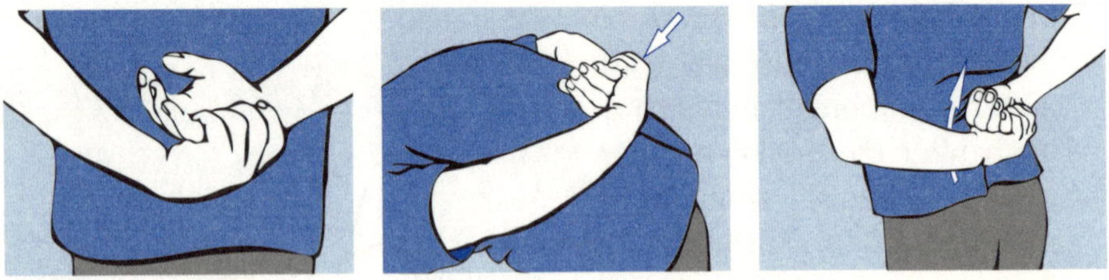

Abb. 40 Lendenwirbel-Druckübung

3. *Lendenwirbel-Druckübung* (siehe Abb. 40): Diese Übung ist fast so leicht wie die erste für die Halswirbelsäule. Legen Sie im Stehen die Hände auf das Kreuz wie in der Abbildung und bewegen Sie sich langsam wie bei der Sandschaufelübung nach vorne. Nur beim Aufrichten des Oberkörpers üben Sie einen leichten nach oben gerichteten Druck mit den Händen auf die Lendenwirbel aus. Wiederholen Sie die Übung und setzen Sie dabei die Hände jeweils ein paar Zentimeter tiefer an. Gehen Sie Wirbel für Wirbel vor und lockern Sie sie auf diese Weise nacheinander.

4. *Brustwirbel-Türpfosten-Übung* (siehe Abb. 41): Mit dem Rücken schräg gegen eine Türkante lehnen. Durch Beugen den Rücken an die Kante drücken und leicht hin und her bewegen. Die Stärke des Druckes auf die Muskulatur zwischen Schulterblatt

und Wirbelsäule links und rechts können Sie durch die Neigung Ihres Körpers regulieren. Durch schrittweise weitere Beugung können Sie die Behandlung vom Schulterblatt und den oberen Brustwirbeln nach unten bis zu den Lendenwirbeln fortsetzen. Diese Übung ist fast eine Fleißaufgabe, aber Kopfschmerz- und Migränepatienten berichten immer wieder über ihre wohltuende Wirkung.

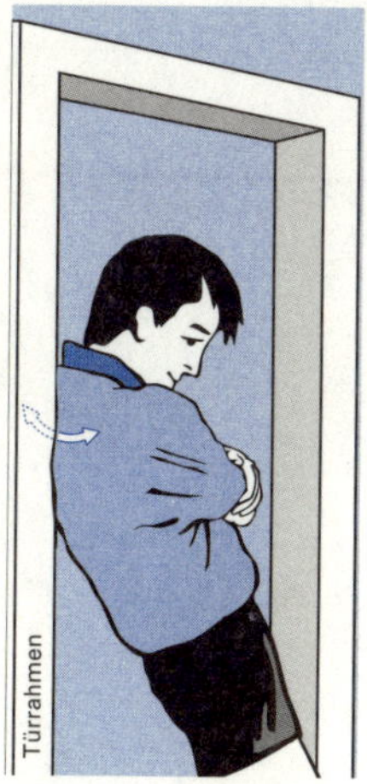

Abb. 41 Brustwirbel-Türpfostenübung

Wenn Sie das Gefühl haben, Sie schaffen es vielleicht doch nicht, täglich die Normalübungen und jeden zweiten bis dritten Tag die Sonderübungen zu machen, möchte ich Ihnen noch eine Überlegung mit auf den Weg geben: Warum machen Sie die Übungen nicht zusammen mit einem Partner? Das macht Spaß und Sie können sich gegenseitig korrigieren. Auch wenn es anfangs schwer fällt, denken Sie daran: Wir alle tun uns schwer, wenn wir darangehen, unser über Jahre »eingefahrenes« Verhalten zu ändern. Aber wenn Sie es tun, wird es Ihnen Ihr Körper mit einer ganz neuen Lebensqualität danken. Meine ehemaligen Kopf- und Rückenschmerzpatienten bestätigen mir das in Dankesbriefen immer wieder.

Wir alle tun uns schwer, wenn wir darangehen, unser über Jahre »eingefahrenes« Verhalten zu ändern

Gesundheitsvorsorge für die Wirbelsäule im Alltag

Ihr Rücken muss Ihren Körper ständig in Position halten – das kann er nur, wenn er selbst ausgeglichen ist

Ihr Rücken muss Ihren Körper ständig in Position halten, alle Bewegungen ausgleichen. Das kann er nur, wenn er selbst ausgeglichen ist. Sorgen Sie dafür, dass er das optimal bewerkstelligen kann. Nur wenn Ihr Körper, Ihre Wirbelsäule »im Lot« sind, sind die Muskeln und Gelenke entspannt. Befindet sich Ihre Wirbelsäule in einer »stabilen Nulllage«, werden Sie spüren, dass Muskelkraft zum Ausgleich dann nicht mehr erforderlich ist.

Auch durch bewusste Veränderungen Ihres Verhaltens in Beruf und Freizeit können Sie für die Funktionstüchtigkeit Ihrer Wirbelsäule und damit für Ihr Wohlbefinden einiges tun, und das sogar ganz ohne zusätzlichen Zeitaufwand.

Es sind einfache Verhaltensregeln, gegen die aber dennoch laufend verstoßen wird. Ihre Nichtbeachtung kann mit eine Quelle für Kopf- und Rückenschmerzen sein, ihre gewissenhafte Beachtung dient zweifellos wirksamer Vorbeugung.

Richtiges Sitzen und Stehen

Beim Sitzen den Oberkörper und den Kopf immer aufrecht halten

- *Beim Sitzen den Oberkörper und den Kopf immer aufrecht halten.* Dies gelingt am besten auf einem Sitz, der sowohl eine schulterhohe Rückenlehne mit Stützen für Lende und Becken hat als auch seitliche Lehnen, auf die man beide Arme legen kann.
- Beim *Telefonieren niemals den Hörer zwischen Kopf und Schulter klemmen* und gleichzeitig etwas notieren. Man verrenkt sich dabei leicht.
- Auch der *Autositz sollte fast gerade sein* und höchstens 15 bis 20 Grad nach hinten geneigt werden. Die Oberschenkel sollten vollständig auf der Sitzfläche aufliegen. Häufig sind die Sitzflächen als Oberschenkelauflage leider zu kurz.

Beim Fernsehen nicht hinlümmeln

- *Beim Fernsehen nicht hinlümmeln.* Man sitzt am Anfang mitunter noch gerade, rutscht dann aber immer tiefer in den Sessel. Der Rücken, besser gesagt die ganze Wirbelsäule, wird dabei zunehmend gekrümmt und steif. Als »Schlafwandler« geht man dann ins Bett. Das steif gewordene Kreuz und auch die Halswirbel melden sich spätestens beim Aufwachen.

- Bei jeglicher Art sitzender Beschäftigung sollten Sie *nicht immer mit verdrehtem Oberkörper in eine Richtung schauen.*
- *Pro Stunde sollten Sie mindestens einmal aufstehen und umhergehen,* währenddessen den Oberkörper strecken, den Rumpf drehen, die Arme hin und her schwingen. Das gilt für den Arbeitsplatz vor dem Computer, für Konferenzen oder für eine Geburtstagsfeier. Geben Sie ruhig ein Beispiel zur Nachahmung.

Pro Stunde sollten Sie mindestens einmal aufstehen und umhergehen

- Selbst beim *Radfahren* kommt es auf die richtige Sitzhaltung an. Es gilt mit hoher Lenkerstellung möglichst mit *aufrechtem Oberkörper* zu fahren und den größeren Fahrtwindwiderstand dabei hinzunehmen. Das Rad sollte mehrfach abgefedert sein. Das sind zwar zusätzliche Kosten, aber Ihr Rücken wird es Ihnen danken.
- *Beim Stehen immer ein Bein vorstellen.* Bei längerem Stehen nicht beide Beine gleichzeitig belasten, sondern abwechselnd jeweils ein Bein etwas höher stellen als das andere, am besten auf ein dickes Buch oder eine niedrige Fußbank. Das schützt vor zu langer beidseitiger Belastung und bringt wenigstens ein klein wenig Bewegung. Zwischendurch immer wieder ein paar Schritte auf der Stelle machen sowie den Rumpf beugen und drehen.

Beim Stehen immer ein Bein vorstellen

Richtige Haltung bei körperlicher Arbeit und in der Freizeit

- *Beim Heben und Tragen ganz nahe an die Last herantreten,* mit gestrecktem Rücken in die Hocke gehen, die Last mit beiden Händen packen, tief einatmen und

Luft anhalten, wie Gewichtheber es auch tun, und sich mit ihr langsam aufrichten, dabei langsam ausatmen. Keinesfalls den Körper beim Heben drehen und vor allem keine ruckartigen Bewegungen machen.

Die Last möglichst gleichmäßig auf beide Hände verteilen

- Einseitiges Tragen von z. B. schwerem Urlaubsgepäck führt dazu, dass die Wirbelsäule sich nach einer Seite verbiegt und die Muskulatur der Gegenseite extrem beansprucht wird. Deshalb die *Last möglichst gleichmäßig auf beide Hände verteilen*. Die Wirbelsäule ist dabei immer gerade bzw. mit leichtem Hohlkreuz zu halten. Größere Lasten vermeiden. Lieber zweimal gehen.

Tragen Sie Ihre Tasche nicht immer auf derselben Schulter

- Für Frauen ein wichtiger Hinweis: Wenn Sie einen Stadtbummel machen, *tragen Sie Ihre Tasche nicht immer auf derselben Schulter*. Unbewusst ziehen Sie die Schulter hoch, damit der Taschenriemen nicht herunterrutscht. Die Folgen dieser unnatürlichen Haltung können mitunter sogar erst ein oder zwei Tage danach Kopfschmerzen, Migräne und Schwindel, aber auch Armschmerzen sein.
- Bei *Gartenarbeiten* immer ein Bein vorstellen und eine *nach vorne gekrümmte Haltung vermeiden*. Beim Bücken immer mit einer Hand auf dem Oberschenkel abstützen und zur Arbeit mit möglichst aufrechtem Oberkörper auf den Boden knien.
- Beim *Staubsaugen* sind die Belastungen beim Drehen und gleichzeitiger Vor- und Rückwärtsbewegung besonders groß. Achten Sie darauf, dass Sie zuerst eine Wendung mit den Füßen machen und dann erst den restlichen Körper drehen, sodass *Kopf, Schultern und Füße immer in die gleiche Richtung* weisen. Halten Sie nur das leichte, lange Endrohr in der Hand und lassen Sie das schwere Gerät am Boden rollen.

- Zum *Anziehen der Hose* nicht auf einem Bein balancieren, sondern hinsetzen (gilt auch für Frauen).
- *Vorsicht bei Schiebetüren* – vermeiden Sie Drehbewegungen! Schieben Sie nur, wenn Hände, Füße und Kopf in die gleiche Richtung zeigen. Dazu stellen Sie sich am besten seitlich zur Schiebetür.
- Zum *Öffnen oder Schließen von Fenstern* nicht über davor stehende Möbelstücke beugen.
- Achtung beim Friseur: Achten Sie darauf, dass Sie beim *Haarewaschen* den Kopf nicht nach hinten überstrecken.

Richtig Sport treiben

Es geht darum, sich regelmäßig vielfältige Bewegung zu verschaffen

- Es geht darum, sich *regelmäßig vielfältige Bewegung* zu verschaffen: Zwei- bis dreimal in der Woche sollten Sie schon jeweils mindestens 30 Minuten lang körperlich aktiv sein: Spazierengehen mit flottem Schritt, Walking, Aerobic, Gymnastik, Leichtathletik, Ballspiele und leichtes Krafttraining sind zu empfehlen.
- Beim Schwimmen kommt es auf den Stil an: *Nur Schwimmen in der Rückenlage schont die Wirbelsäule optimal*. Brustschwimmen mit erhobenem Kopf und Hohlkreuz belastet sie vermehrt und ist deshalb zu vermeiden. Gleiches gilt für den Schmetterlings- oder Delfinstil. Kraulschwimmen ist wegen der ständigen Hin- und Herbewegungen des Kopfes bei Schwindel nicht zu empfehlen.

Kein Sport ohne Aufwärmphase

- *Kein Sport ohne Aufwärmphase*: Jeder weiß es, nicht immer wird sich daran gehalten. Jeder hofft, dass es schon gut gehen wird. Ohne Aufwärmübungen wird die Muskulatur, die den ganzen Tag »auf Sparflamme gesetzt« war, beim Freizeit- oder Abendsport von 0 auf 100 beansprucht. Bei diesem plötzlichen Leistungsanstieg wächst die Gefahr einer Überdehnung der Gelenke und Muskelzerrungen erheblich.

- Halten Sie nach dem Sport trotz des Schwitzens den Rücken immer warm. Vermeiden Sie langsames Auskühlen durch Luftzug. Erst duschen, dann mit Freunden noch etwas trinken.

Richtige Schuhe und richtiges Gehen

Tragen Sie nachfedernde, weiche Schuhe

- Tragen Sie *nachfedernde, weiche Schuhe*. Dadurch vermeiden Sie permanente Stoßbelastungen für Ihre Knie und Hüften. Auch den Füßen tun Sie damit Gutes.
- Beim Wandern und insbesondere beim Joggen sollte man harten Untergrund vermeiden.
- Frauen sollten möglichst selten in Schuhen mit Absätzen von mehr als 4 cm Höhe gehen. *Hohe Absätze verkürzen zwangsläufig die Wadenmuskulatur* und machen anfälliger für Wadenkrämpfe. Außerdem wird dabei der Schwerpunkt des Körpers so verlagert, dass das Becken nach vorne kippt und ein Hohlkreuz entsteht, wodurch die Belastung der Bandscheiben vergrößert wird.

Bergabgehen ist für den Organismus extrem anstrengend

- Gleiches gilt für das *Bergabsteigen*. Der Aufstieg ist kein Problem. Aber bergab sollten Sie hin und wieder ruhig die Seilbahn benutzen. Bergabgehen ist für den Organismus extrem anstrengend, weil durch die gestreckte Haltung von Becken und Oberkörper, die zum Ausgleich nach hinten gebeugt werden, die Schläge beim Auftreten ungefiltert und ohne Abfederung auf die Bandscheibe wirken. Achten Sie immer darauf, möglichst *waagrechte Trittflächen* zu nutzen, auch wenn dies bedeutet, dass Sie einen längeren Umweg in Kauf nehmen müssen. Auch Wanderstöcke sind eine gute Unterstützung für Ihren Rücken.

- Beim Anziehen der Schuhe sollten Sie in die Hocke gehen, sich mit einem Bein hinknien oder hinsetzen. Und noch eine Empfehlung: Machen Sie öfter ein Fußbad und massieren Sie dabei die Füße. Bedenken Sie, wie weit Ihre Füße Sie im Laufe Ihres Lebens tragen müssen, nämlich durchschnittlich 70 000 km, eine wahrhaft Schwindel erregende Zahl!

Richtige Hygiene

Mit warmem Wasser duschen, zum Schluss mit 16–18 °C kühlem – nicht aber mit eiskaltem Wasser

- *Mit warmem Wasser duschen, zum Schluss mit 16–18 °C kühlem* – nicht aber mit eiskaltem Wasser. Dabei im Gesicht beginnen, dann den Strahl über Füße, Hände, Brust führen und schließlich kurz über den Rücken. Dadurch wird die körpereigene Temperaturregulation wieder auf ein Normalmaß eingestellt. Nachschwitzen der Rückenmuskulatur über die Haut begünstigt eine Erkältung.
- Beim *Zähneputzen* stets mit einer Hand am Rand des Waschbeckens abstützen und ein Bein vor das andere stellen. Mal nach vorne gebeugt, mal kurz gerade stehend putzen.

Beim Husten oder Niesen beachten

- Kurz vor dem *Husten oder Niesen* den Kopf nach unten halten, die Arme vor der Brust verschränken und den Bauch leicht einziehen; diese Körperhaltung erspart der Wirbelsäule kurzfristige starke Belastungen.
- Beim *Naseputzen* jeweils nur einen Nasenflügel zudrücken und durch den anderen, offenen kräftig die Luft ausblasen. Nicht beide Nasenlöcher zuhalten, da der Schleim nicht nach unten austreten kann, sondern erst recht nach oben gedrückt wird. Somit wird eine längere Entzündung begünstigt, und der Kopfschmerz ist nicht mehr weit.
- Gelenkproblemen, speziell an Händen und Füßen, können Sie mit einem alten Hausmittel, dem *Salz-*

wasserbad, zu Leibe rücken. Das Prinzip basiert auf dem osmotischen Druck. Die hohe Salzkonzentration im Wasser zieht die Schadstoffe aus Ihrem Körper und fördert die Durchblutung.

Richtige Ernährung und Atmung

Übergewicht und schlaffe Bauchmuskulatur sind gleichsam Rückenkiller

- *Übergewicht* und schlaffe Bauchmuskulatur sind gleichsam Rückenkiller. Jedes Kilogramm zu viel belastet die Bandscheiben übermäßig und zerrt an der stützenden Rückenmuskulatur. Beim Skispringen gilt der Satz: Ein Kilo weniger und man fliegt einen Meter weiter. Für Sie heißt es: *Gewicht sparen und Sie leben leichter*. Die Hauptursache für Übergewicht ist eine erhöhte und unkontrollierte Nahrungs- und damit Energiezufuhr. Fast zwangsläufig ist damit Bewegungsmangel verbunden. Essen Sie mit Bedacht, fettarm, kalorienbewusst und zu den richtigen Tageszeiten, »morgens wie ein König, mittags wie ein Bürger, abends wie ein Bettler«. Es dauert zwar einige Zeit, sich von alten, falschen Essgewohnheiten zu trennen, aber es lohnt sich, eine gesunde Ernährung einzuhalten: mehr Vollkornprodukte, Obst und Gemüse, weniger Fleisch und tierische Fette, wenig Weißmehlprodukte und Zucker. Vertiefen Sie Ihr Wissen dazu mithilfe guter einschlägiger Bücher. Überwachen Sie regelmäßig Ihr Gewicht.
- *Zwei bis drei Liter Wasser am Tag*, möglichst ohne Kohlensäure, sollten Sie unbedingt trinken.

Tief und gleichmäßig atmen hilft beim Entspannen

- *Tief und gleichmäßig atmen* hilft beim Entspannen. Vielleicht können Sie sich erinnern, dass Ihr Zahnarzt Sie beim Verabreichen einer Spritze auffordert, langsam ein- und auszuatmen. In der Erwartung, dass die Spritze wehtut, hält man nämlich automatisch den Atem an oder atmet zu schnell. Komplikationen bei zahnärztlichen Eingriffen beruhen häufig auf dieser Tatsache. Die Atmung wird vom Stammhirn gesteuert und läuft unbewusst ab. Sie wird durch Angst vor der Spritze und ganz allgemein durch Stress negativ beeinflusst. Umgekehrt kann bewusstes, gleichmäßiges und tiefes Atmen den seelischen Zustand positiv beeinflussen. Versuchen Sie bei Anspannung und Hektik bewusst auf Ihre Atemzüge zu achten, und Sie werden sehen, die Anspannung lässt nach. Auch bei unseren Van-dong-Bewegungsübungen müssen Sie auf langsames, kontrolliertes Atmen achten.

Richtig schlafen

Der *erholsame Schlaf* ist eine Gnade. Trotzdem gehen viele zu sorglos damit um. Da Sie sicherlich in Ihrem Leben bereits einige schlaflose Nächte hinter sich haben, wissen Sie, wie langsam die Zeit vergehen kann. Wenn Sie dann endlich in einen erholsamen Schlaf finden, meldet sich bereits der Wecker, und Sie müssen aufstehen und den neuen Arbeitstag beginnen. Der Volksmund hat Recht: Wie man sich bettet, so liegt man. Hier sind einige Tipps, die Sie beherzigen sollten:

Der erholsame Schlaf ist eine Gnade

- Eine wichtige Voraussetzung für guten Schlaf ist eine *feste, nur wenig nachgebende Matratze*, damit die Wirbelsäule beim Liegen nicht durchhängt und möglichst belastungsarm gelagert bleibt. Das *Kopfkissen* sollte nur so hoch sein, dass es in Seitenlage den Höhenunterschied zwischen Schulter und Wange ausgleicht und dadurch verhindert, dass die Halswirbelsäule überspannt wird. Aus welchem Material es besteht, ist nicht so wichtig, auf keinen Fall sollte es vorgegebene Mulden und Formen haben, da es sonst zu gefährlichen Verkrampfungen kommen kann. Bei Bedarf sollte es mit den Händen so form-

Eine wichtige Voraussetzung für guten Schlaf ist eine feste, nur wenig nachgebende Matratze

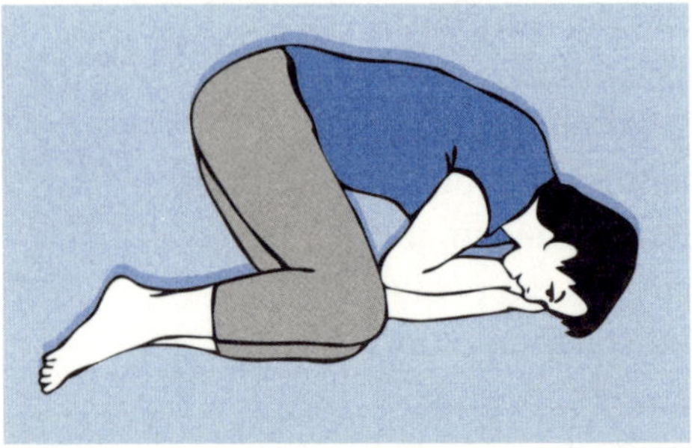

Abb. 42 Embryonalstellung

bar sein, wie Sie es als angenehm empfinden.

- Als Schlafhaltung ist die Seitenlage mit angewinkelten Armen und Beinen (siehe Abb. 42: »Embryonalhaltung«) am günstigsten.
- *Nach dem Erwachen sollten Sie nicht gleich aus dem Bett springen, sondern zuvor die ersten vier Grundübungen aus dem Van-dong-Programm ausführen* (siehe S. 137 ff.), zumindest aber kurz auf der Bettkante sitzen bleiben und dann erst langsam den Körper aufrichten.

Bei akuten Rückenschmerzen auf dem Fußboden schlafen – dazu mehrere Decken übereinander legen

- Bei *akuten Rückenbeschwerden* empfiehlt es sich zwar, kurzzeitig auf einer harten Unterlage zu schlafen, aber der bloße Fußboden ist dafür ungeeignet, weil er Druckschmerzen verursacht. Richtig ist in diesem Fall, auf dem Fußboden mehrere Decken etwa 10 cm hoch übereinander zu legen und sich darauf zu betten. Am erträglichsten sind Schmerzen in Rückenlage mit so vielen Kissen unter den angewinkelten Beinen, dass die Füße und Unterschenkel in einem Winkel von etwa 90 Grad zu den Oberschenkeln liegen (siehe Abb. 43: Rückenlage mit angewinkelten Beinen).

Abb. 43 Rückenlage mit angewinkelten Beinen

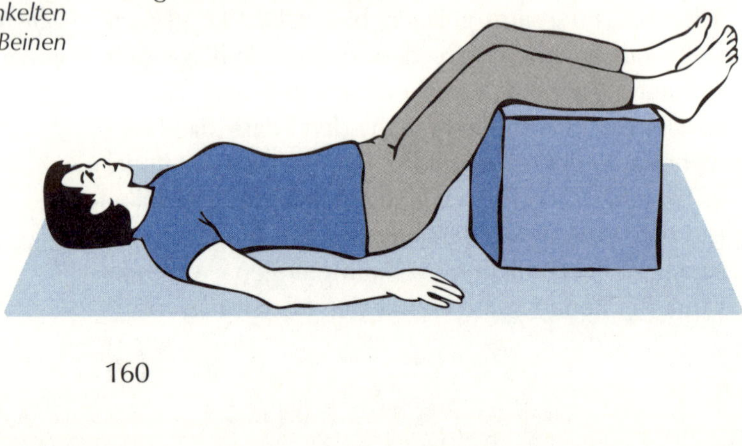

- *Essen Sie nicht zu spät* (nach 20.00 Uhr) und vor allem *nicht zu viel.* Denn das für die Verarbeitung des Mageninhalts zuständige vegetative Nervensystem geht relativ früh zur Ruhe und seine unerledigte Arbeit bleibt Ihnen dann im Magen liegen.

Essen Sie nicht zu spät (nach 20.00 Uhr) und vor allem nicht zu viel

- Gehen Sie möglichst dann ins Bett, wenn Sie das erste Anzeichen und Verlangen nach Schlaf spüren. Sonst werden Sie überdreht und der normale Schlafrhythmus wird gestört.
- Schlafen Sie in einem gut gelüfteten Zimmer bei nicht zu hohen Temperaturen.
- Nehmen Sie niemals Arbeitslektüre, die Sie aus Zeitmangel tagsüber nicht erledigen konnten, mit ins Bett.
- Lesen Sie niemals im Bett und sehen Sie niemals vom Bett aus fern, sonst verspannen Sie automatisch Ihre Muskulatur. Sollten Sie auf das Lesen nicht verzichten wollen, dann setzen Sie sich aufrecht ins Bett und verwenden Sie eine so genannte Buchstütze.

Lesen Sie niemals im Bett und sehen Sie niemals vom Bett aus fern

- Trinken Sie ab und zu beruhigende Kräutertees, lassen Sie sich wegen der verschiedenen Sorten und ihrer unterschiedlichen Wirkungen evtl. beraten.
- Versuchen Sie den schon beschriebenen Teufelskreis von Stress, Muskelverspannungen, Kopf- und Rückenschmerzen sowie Schlafstörungen bewusst abzubauen.
- Sorgen Sie dafür, dass Sie nach besonders stressigen Tagen durch Ausgleichssport und die Vandong-Übungen die Blutzirkulation gut in Gang bringen, damit die ausgeschütteten Stresshormone, die den Körper überwach halten, rascher abgebaut werden.

Und schließlich: Nehmen Sie Ihre Gesundheit nicht als selbstverständlich hin – sondern als Geschenk, mit dem man sorgsam umgehen sollte. Vorbeugung und Eigenverantwortung sind die Schlüsselworte – niemand trägt für Ihr Wohlergehen größere Verantwortung als Sie selbst. Nutzen Sie Ihre Chance, sich selbst zuliebe!

Kurzes Resümee

Warum sind Kopf- und Rückenschmerzen so verbreitet und warum sind nachhaltige Behandlungserfolge durch die Schulmedizin verhältnismäßig selten? Nun wissen Sie es: weil in der Regel die Symptome und nur selten die Ursachen behandelt werden, und weil die Ursachen zu 80% in Veränderungen der Wirbelsäule liegen, einem Stiefkind der heutigen Medizin.

Hinzu kommt die Erwartungshaltung vieler Patienten, man müsse nur zum Arzt gehen und dieser könne mit Spritzen und Medikamenten Schäden reparieren ähnlich wie ein Automechaniker, bei dem man ein defektes Auto abgibt und ein wiederhergestelltes abholt. Die Verantwortung für den Erfolg der »Reparatur« wird ausschließlich beim Arzt bzw. beim Mechaniker gesehen.

In diesem Buch haben Sie erfahren, dass die Praxis eines Ong-song-Therapeuten etwas ganz anderes ist als eine Reparaturwerkstatt, in die man sich nur zur »Behandlung« begeben muss. *Mitarbeit und Eigenverantwortung* sind hierbei gefragt. Nach einer umfassenden Anamnese und einer Diagnose, bei der der Therapeut einfühlsam Hand anlegt, ist bei seiner manuellen therapeutischen Behandlung Ihre aktive Mitarbeit, Ihre Eigenbewegung ein wesentlicher Faktor für den Behandlungserfolg. Dieser beruht auf der *Mobilisierung der Selbstheilungskräfte* Ihres Körpers im Bereich der

In diesem Buch haben Sie erfahren, dass die Praxis eines Ong-song-Therapeuten etwas ganz anderes ist als eine Reparaturwerkstatt, in die man sich nur zur »Behandlung« begeben muss

Wirbelsäule und ihres Umfeldes durch eine Förderung der Durchblutung.

Das Wissen, über das Sie nach der Lektüre dieses Buches nun verfügen, versetzt Sie in die Lage, ihre Kopf- und Rückenschmerzen sozusagen selbst in die Hand zu nehmen

Im Übrigen heißt die Devise: *Vorbeugung* durch eine gesunde Lebensführung und insbesondere durch wohldosierte tägliche Bewegung. Das Wissen, über das Sie nach der Lektüre dieses Buches nun verfügen, versetzt Sie in die Lage, ihre Kopf- und Rückenschmerzen sozusagen selbst in die Hand zu nehmen und Bedingungen zu schaffen, sie zu vermeiden. Wenn Sie insbesondere die Van-dong-Übungen täglich konsequent durchführen, gehören für Sie Wartezeiten in Arztpraxen und so manche Enttäuschung über eine nicht anschlagende Therapie mit großer Wahrscheinlichkeit bald der Vergangenheit an. Außerdem haben Sie Ihre Chance verbessert, auch im Alter länger schmerzfrei zu leben.

Unsere Therapie und unsere Übungen verbreiten sich derzeit am meisten durch Mundpropaganda. Offenbar kennt jeder Leute im Verwandten- und Bekanntenkreis, die bisher vergeblich versucht haben, sich von Kopf- oder Rückenschmerzen befreien zu lassen. Mit dem Hinweis auf dieses Buch könnten Sie diesen Menschen helfen.

Über Ihre Erfahrungen mit unserer Therapie, dem Übungsprogramm und unserem Buch tauschen wir uns gerne mit Ihnen aus: Mailen oder schreiben Sie uns. Wir freuen uns darauf, mit Ihrer Hilfe unser Programm immer weiter zu verbessern.

Kontakt:
Medicol Lehrinstitut München
Tel.: (089) 59 59 59
Internet: www.ohne-migräne.de

Nachwort

von Arnold Schimscha, Arzt

Während eines langen Therapeutenlebens sind die Wege, auf denen man seine Behandlungsmethoden findet und wie man sie weiterentwickelt, oft voller Überraschungen und nicht planbar. Dies gilt ganz besonders für die manuelle Therapie, die sich vor allem mit den meist sehr schmerzhaften Problemen der Gelenke, und hier besonders der Wirbelsäulengelenke, und allen damit zusammenhängenden Geweben auseinander zu setzen hat. Unerlässlich sind hierbei gute anatomische und physiologische Kenntnisse, viel Erfahrung, Beobachtungsgabe und Nachdenken, um effektiv helfen zu können.

So bin ich seit vielen Jahren u. a. auch mit der rasant steigenden Zahl von Schmerzpatienten konfrontiert, die wegen Wirbelsäulenleiden, Migräne und diversen (Kopf-)Schmerzen eine wahre Odyssee hinter sich haben und oft Unmengen an Medikamenten »konsumiert« haben, ohne wirklich von ihrer Pein befreit worden zu sein.

Auch als Arzt und Therapeut ist man ständig ein Suchender nach der bestmöglichen Behandlungsart

In diesem Dilemma ist man auch als Arzt und Therapeut ständig ein Suchender nach der bestmöglichen Behandlungsart. Und diesen oft mühsamen Weg bin auch ich in meiner Praxis gegangen: Mit den Ergebnissen der üblichen und als bewährt geltenden manuellen Therapien wie klassischer Osteopathie, Chiropraktik bzw. -therapie, Dorn u. a. nur selten völlig zufrieden, habe ich nach und nach verschiedene Lockerungs- und Dehnungselemente mit einbezogen, z. B. Bindegewebsmassagen, punkt- und flächenförmige Druck- und Vibrationselemente vor- und zwischengeschaltet, um die beteiligten Gewebe – Muskeln, Sehnen, Bänder und vor allem Nervenbahnen – aus ihren Blockaden und verkrampften Spannungen zu lösen. Das erforderte meinerseits stets einen hohen Zeit- und Kraftaufwand, während der Patient zumeist liegend alles passiv über sich ergehen ließ, und dies auch als ganz angenehm empfand – trotz gelegentlicher kurzer Schmerzlaute. Bis mir allmählich klar wurde, dass nicht nur ich mich während dieser Behandlungen bewegen muss, sondern gerade der Patient seine Gelenke – und vor allem seine Wirbelsäule! – bewegen sollte, um sie aus der abnorm verschobenen Position und damit meist schmerzhaften Starre wieder in die reguläre Lage und Funktion »gleiten« zu lassen. Daraus ergab sich eine Gelenksreponierung im Zusammenspiel zwischen mir und dem sich nun bewegenden Patienten, bei der ich mit wesentlich geringerem Kraftaufwand zielgerichtet führend und mit mäßigem Druck unterstützend verschobene Gelenke nicht mehr einrenken, sondern »eingleiten« lassen konnte.

Schließlich wurde mir klar, dass gerade der Patient seine Gelenke – und vor allem seine Wirbelsäule! – bewegen sollte

Bei diesem Stand meiner manuellen Behandlungsmethode lernte ich vor einigen Jahren per Zufall (?) Herrn Dr. Andreas Leitner und durch ihn die Ong-song-Therapie kennen. Mit Erstaunen und vor allem Freude stellte ich eine große Ähnlichkeit der Behandlungsweisen fest, musste jedoch zugleich konzedieren, dass die Ong-song-Therapie ausgefeilter und tiefergehender wirksam ist, insbesondere wird die Funktion der Kiefergelenke und ihre Auswirkung auf die Wirbelsäule, speziell die Halswirbelsäule, wesentlich stärker berücksichtigt.

Bei diesem Stand meiner manuellen Behandlungsmethode lernte ich vor einigen Jahren per Zufall (?) Dr. Andreas Leitner und durch ihn die Ong-song-Therapie kennen

Ich bin heute überzeugt, dass die Ong-song-Therapie die optimale Therapieform zur Mobilisierung und Reponierung von Gelenken ist

Gerne ließ ich mich in diese in ihrer Durchführung erstaunlich sanfte und doch so außerordentlich wirksame Methode einweisen und bin heute überzeugt, dass sie die optimale Therapieform zur Mobilisierung und Reponierung von Gelenken, besonders der Wirbelsäule, und der davon ausgehenden lokalen und systemischen Schmerzen, Blockaden und Verspannungen ist. Dass die Ong-song-Therapie damit Leiden unterschiedlichster Art nicht nur lindern, sondern in den meisten Fällen heilen kann, macht sie zu einer wirklich ganzheitlich erfolgreichen Behandlung.
So kann ich nur hoffen, dass die Ong-song-Therapie im ergänzenden Zusammenwirken mit den Eigenübungen der Patienten nach dem Van-dong-Programm von möglichst vielen Therapeuten erlernt, in ihr Behandlungsrepertoire integriert und zum Wohl ihrer leidgeprüften Patienten eingesetzt wird – so wie ich es selbst mit bestem Erfolg seit Jahren praktiziere.
Interessierten Therapeuten (Ärzten und Heilpraktikern) vermitteln wir gerne die theoretischen Grundlagen und die praktische Anwendung der Ong-song-Funktionstherapie in speziellen Fachseminaren an unserem unten aufgeführten Lehrinstitut.

Arnold Schimscha, Arzt
München

Literatur

Baker, Dr. med. B.: »Alles über Gelenkerkrankungen«, Weltbildverlag, 1996

Batmanghelidj, Dr. med. F.: »Sie sind nicht krank, sie sind durstig«, 2. Auflage, VAK Verlags GmbH, 2003

Baumeister, Dr. med. Wolfgang: »Schmerzfrei durch Osteopraktik«, Mosaik Verlag, München 1997

Bürgin, Luc: »Irrtümer der Wissenschaft«, Herbig Verlag, 1996

Busch, Volker/May, Arne: »Kopf- und Gesichtsschmerzen«, Urban und Fischer Verlag, 2002

Diener, Prof. Dr. Hans Christoph: »Kopf- und Gesichtsschmerzen«, Georg Thieme Verlag, 2002

Eder, Manfred/Tilscher, Hans: »Schmerzsymptome der Wirbelsäule«, Hippokrates Verlag, Stuttgart 1991

Ernst, Arne: »Manuelle Medizin der HWS«, Georg Thieme Verlag, Stuttgart 1998

Freesmeyer, Wolfgang B.: »Zahnärztliche Funktionstherapie«, Carl Hanser Verlag, München 1993

Göbel, Prof. Dr. med. Hartmut: »Kursbuch Migräne«, Südwest Verlag, 2003

Graulich, Dr. med. Michael: »Fast alles ist möglich«, Margarethen Verlag, Ottobeuren 1999

Hanna, Thomas: »Beweglich sein – ein Leben lang«, Kösel Verlag, München 1998

Hanson, Tore L.: »Physiotherapie bei craniomandibulären Funktionsstörungen«, Quintessenz Verlags-GmbH, Berlin 1993

Koch, Dr. med. Marianne: »Mein Gesundheitsbuch«, Deutscher Taschenbuch Verlag GmbH, München 1999

Krämer, Prof. Dr. med. Jürgen: »Bandscheibenbedingte Erkrankungen«, Georg Thieme Verlag, Stuttgart 1994

Kühnemann, Dr. med. Antje-Katrin: »Bleiben Sie gesund mit mir!«, Mosaik Verlag, München 2000

Lewit, Prof. Dr. med. Karel: »Manuelle Medizin«, Johann Ambrosius Barth Verlag, 1992

Neumann, Dr. med. Heinz-Dieter: »Manuelle Medizin«, Springer-Verlag, Berlin, Heidelberg, New York 1995

Niestroj, Dr. med. Irmgard: »Rheuma Stopp«, Herbig Verlag, München 2001

Pianta, Dr. Jean-Paul: »Die Intelligenz unseres Körpers«, Heyne Verlag, München 1996

Sacks, Prof. Dr. Oliver: »Migräne«, Rowohlt Verlag, Hamburg 1994

Schöttl, Walter: »Die cranio-mandibuläre Regulation«, Hüthig Buch Verlag, Heidelberg 1991

Siebert, Prof. Dr. Götz K.: »Gesichts- und Kopfschmerzen«, Carl Hanser Verlag, München, Wien 1992

Stichwortverzeichnis